W0284830

Kirstin Zoller

# Naturheilkunde für Pferde

Sanft und natürlich vorbeugen und heilen

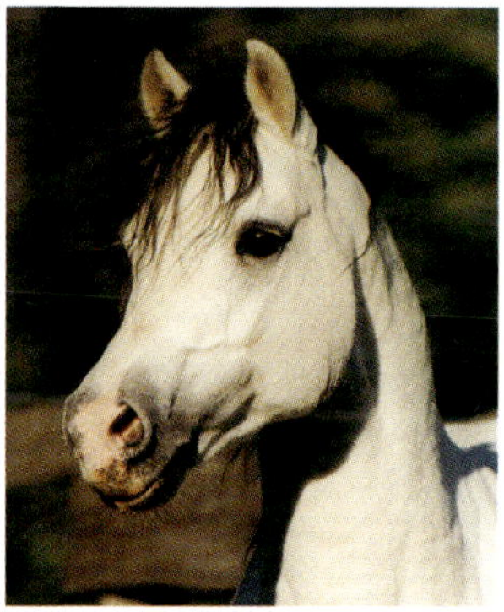

KOSMOS

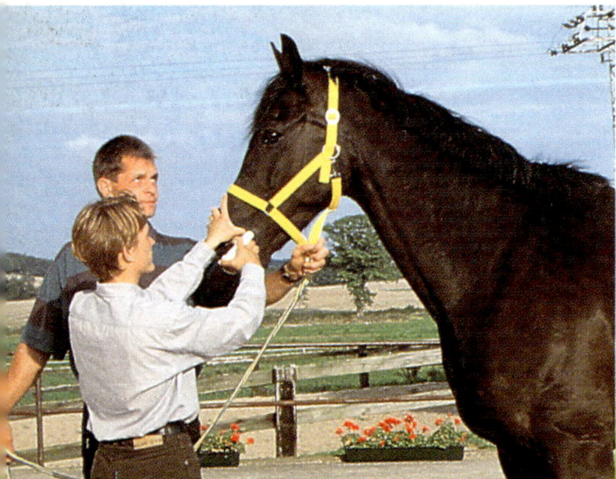

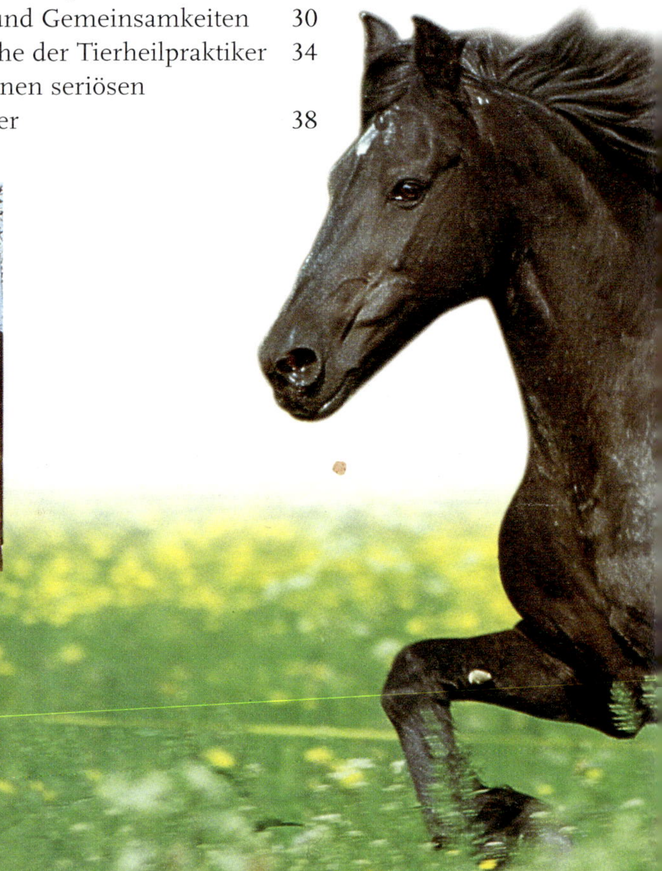

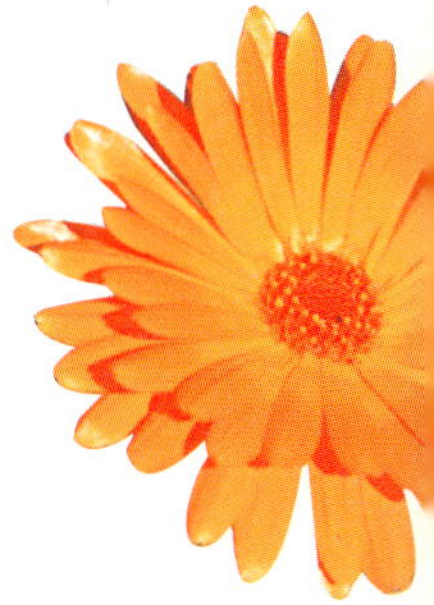

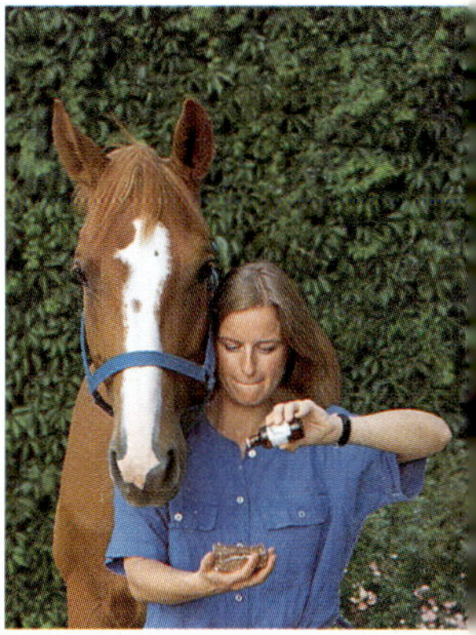

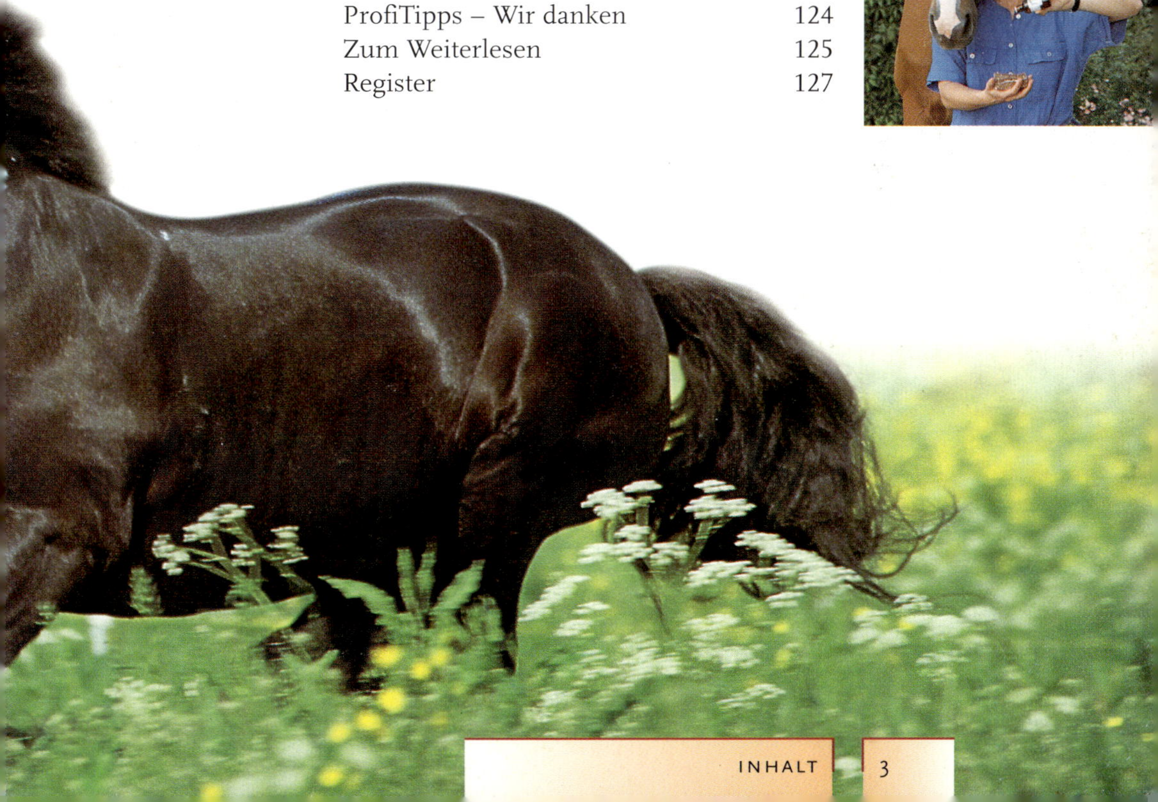

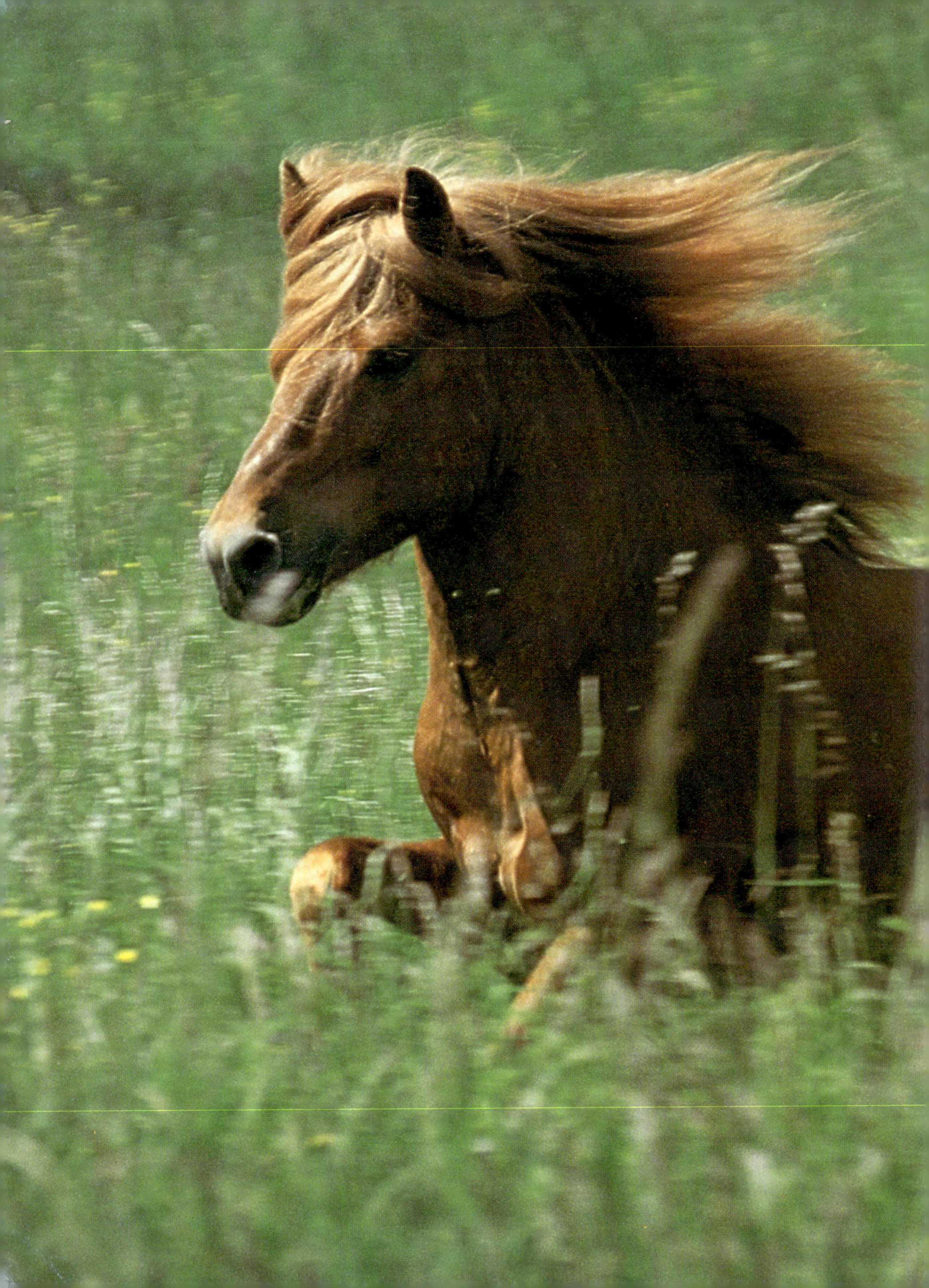

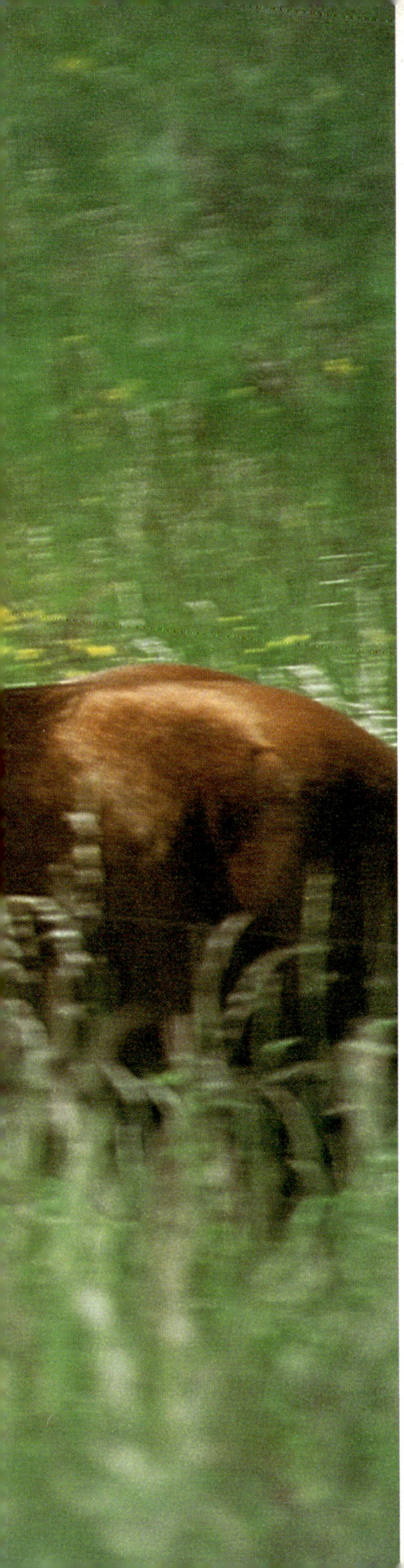

# Heilung aus der Natur

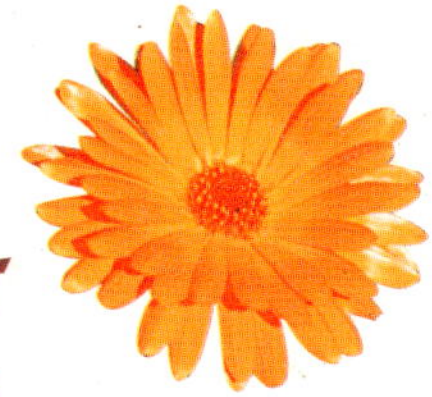

Kürzlich erzählte mir eine Pferdebesitzerin, dass ihr Pferd seit Jahren wiederkehrende Atemwegsprobleme habe, die der Tierarzt nur mit Kortison im Griff halte.
Sie war verzweifelt. Auf meine Frage, ob sie schon einmal Naturheilkunde in Erwägung gezogen habe, antwortete sie mir: »Daran glaube ich nicht. Das ist mir zu esoterisch.«

Eine andere Pferdebesitzerin vertritt das genaue Gegenteil: Sie würde »um nichts in der Welt einen Tierarzt an ihr Pferd lassen, denn Naturheilkunde sei sanfter, erfolgreicher und frei von Nebenwirkungen«.

Beide Besitzer haben einen einseitigen Standpunkt, mit dem sie ihrem Pferd vielleicht die Chance auf Heilung verbauen.

Naturheilkunde ist weder esoterische Spinnerei oder Glaubensfrage noch ein Allheilmittel. Sie ist nicht immer nur sanft und nicht frei von Nebenwirkungen. Sie kann vieles heilen, wo moderne Medizin an ihre Grenzen stößt, doch sie hat auch Grenzen, wo der Patient ohne Schulmedizin verloren ist.

Unserem Pferd zuliebe sollten wir uns beides offen halten, um situationsabhängig sinnvoll kombinieren zu können.

# Von der Naturheilkunde zur modernen Medizin

## Die Ursprünge der Medizin

Gegner der Naturheilkunde tun diese heute gern als alternative Spinnerei ab. Erstaunlich, wenn man bedenkt, dass mit Sicherheit jeder von uns schon die eine oder andere naturheilkundliche Therapie mit Erfolg bei sich selbst eingesetzt hat. Wer kennt sie nicht, die »alten Hausrezepte von Großmutter«, die bei Husten zu Fencheltee mit Honig raten oder Fieber mit Wadenwickeln und kalten Stirnumschlägen lindern. All diese alten Hausmittelchen sind angewandte Naturheilkunde,

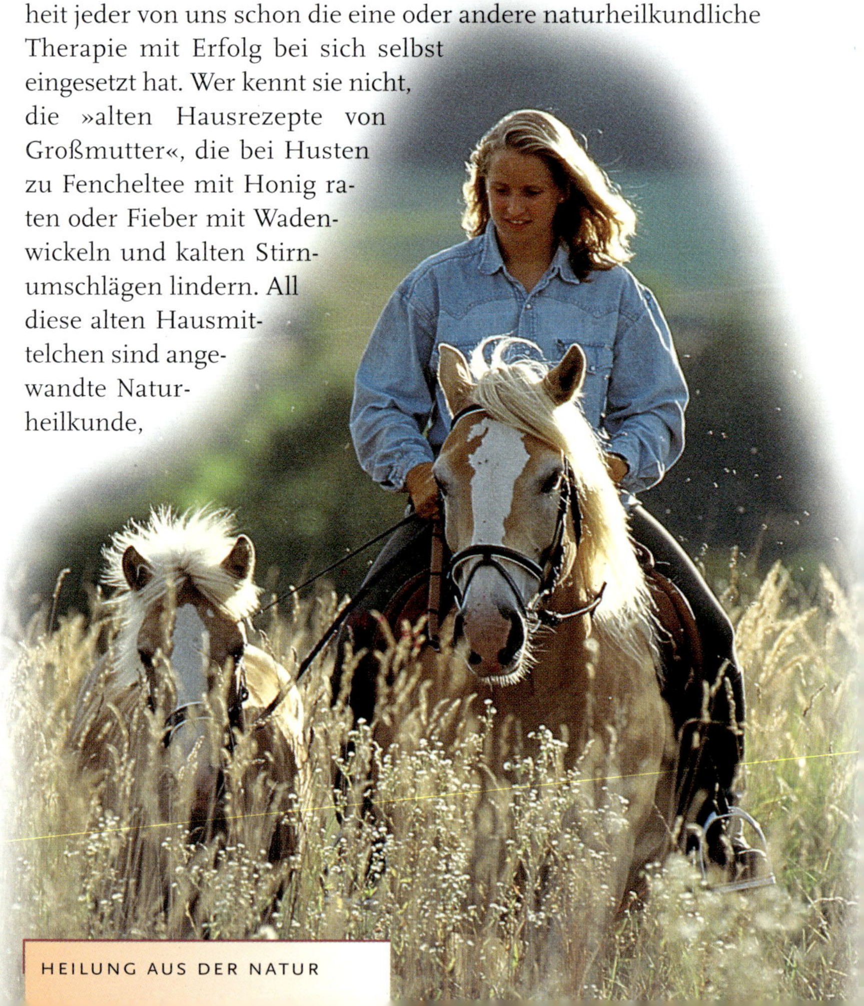

**Ein harmonischer Ausritt in der Natur tut Körper und Seele von Pferd und Reiter gut**

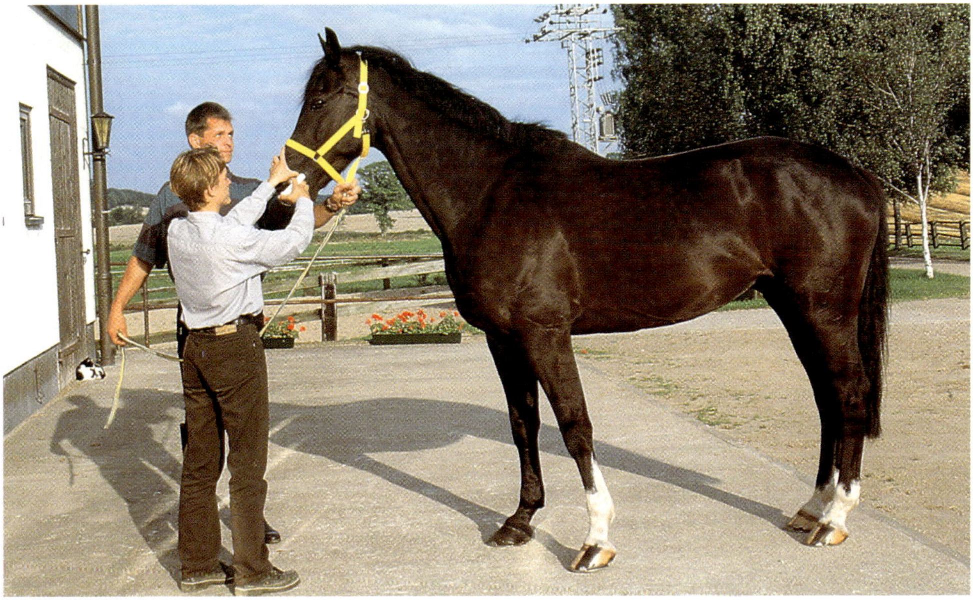

Egal, ob man naturheilpraktisch oder schulmedizinisch entwurmt – eine regelmäßige Kotuntersuchung sollte sicherstellen, dass die Wurmkur auch greift

auf die sogar die größten Kritiker gelegentlich zurückgreifen. Die konsequente Ablehnung der Naturheilkunde sogar durch einige Mediziner wird umso unverständlicher, wenn man bedenkt, dass die Naturheilkunde genau genommen die »Mutter« der modernen Medizin ist.

Im Mittelalter gab es keine »Schulmedizin«. Wer Beschwerden hatte, wandte sich an einen Heiler, den »Medicus«, oder an eine Kräuterfrau. Wissenschaft und Forschung steckten vergleichsweise in den Kinderschuhen, Hightech gab es gar nicht. Die Menschheit wusste wenig über chemische und physikalische Abläufe, sie konnte physiologische Zusammenhänge kaum erklären. Und wie überall, wo der Mensch keine logische Erklärung für bestimmte Phänomene findet, ranken sich Philosophien, Glaubensformen, Esoterik, Furcht und Ehrfurcht um das Unerklärliche.

Heiler und Kräuterfrauen waren somit ein Phänomen. Mit geheimnisvollen Mixturen und manchmal sonderbar anmutenden Bräuchen verfügten sie offensichtlich über unheimliche Kräfte, die Macht über Leben und Tod hatten. Diese Menschen wurden verehrt und gefürchtet, bewundert und als Hexer verfolgt.

Doch es waren keine magischen Kräfte, die den Heilern jener Zeit ihre Fähigkeiten verliehen, sondern dieselben physikalischen, chemischen und mechanischen Prozesse, die auch heute noch vielen Bereichen unserer Medizin zu Grunde liegen. Heute können wir dank unserer weit fortgeschrittenen Wissenschaft und modernster Labortechnik weitestgehend erklären, warum eine bestimmte Mixtur oder physikalische Anwendung des Heilers von einst seine Wirkung tat.

Viele unserer modernen Medikamente werden heute gewonnen, indem man aus den betreffenden Pflanzen und Tieren den Hauptwirkstoff isoliert oder im Labor künstlich nachbildet. Bekanntes Beispiel hierfür sind zum Beispiel Herzmedikamente, Injektionslösungen und Tabletten, deren Hauptwirkstoff »Digitalis« ist. Der Heiler bediente sich zu seiner Zeit bei Herzproblemen einer giftigen Pflanze: »digitalis purpurea«, zu Deutsch Roter Fingerhut, der genau dieses herzwirksame Digitalisglycosid beinhaltet.

Eine große Vielzahl der in der modernen Medizin wissenschaftlich begründbar eingesetzten Medikamente und Therapien fanden, damals allerdings ohne

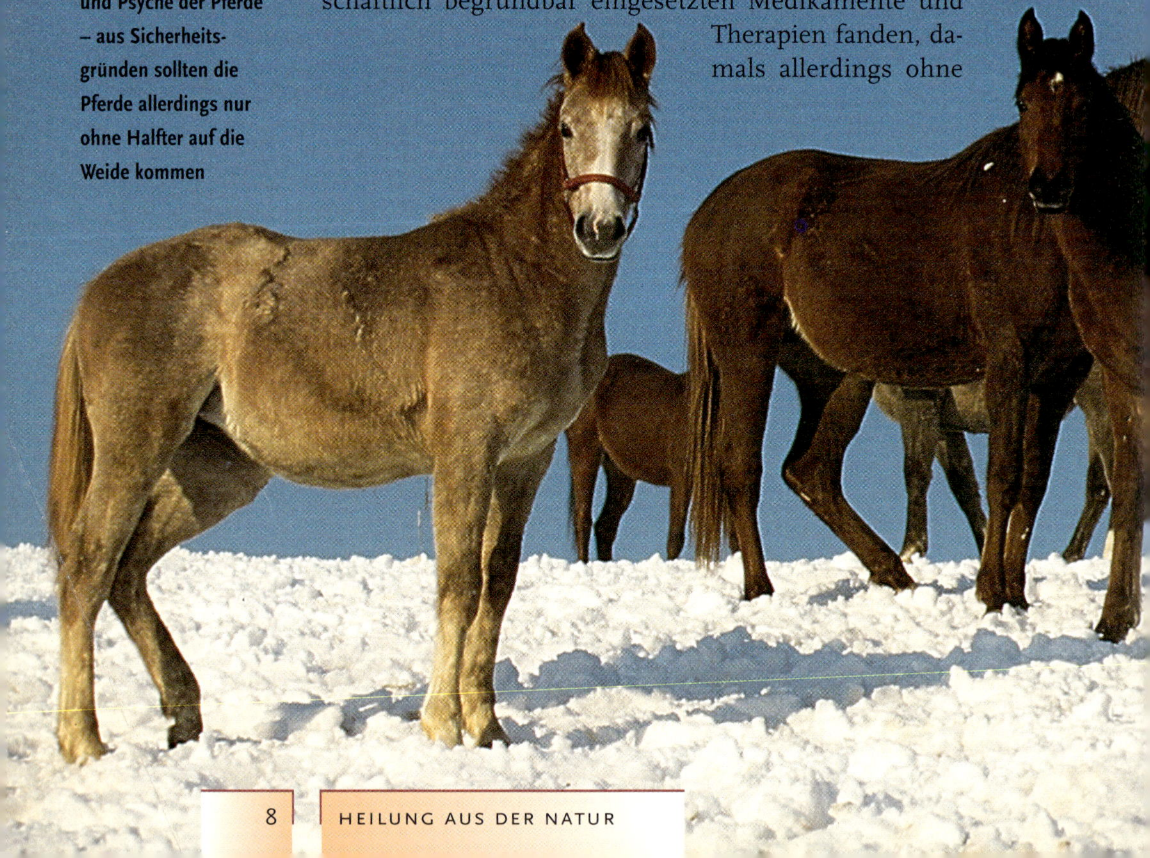

**Auslauf an frischer, klarer Luft regt den Kreislauf an und stärkt Immunsystem und Psyche der Pferde – aus Sicherheitsgründen sollten die Pferde allerdings nur ohne Halfter auf die Weide kommen**

wissenschaftlichen Beleg, bereits Verwendung bei Heilern und Kräuterfrauen. Darüber hinaus verfügt die Schulmedizin über Mittel und Möglichkeiten, die dem Heiler nicht zur Verfügung standen. Sie retten heute Patienten, denen der Heiler nicht hätte helfen können, das Leben.

Man denke hierbei allein an die fortgeschrittenen Möglichkeiten bei Diagnostik und Behandlung, wie z. B. Röntgen, Ultraschall, Endoskopie, modernste OP-Technik bis hin zur Mikrochirurgie oder die Herstellung von Impfstoffen.

Andererseits ist im Zuge des Fortschritts zunehmend die ganzheitliche Betrachtung des erkrankten Organismus auf der Strecke geblieben. Je fortschrittlicher die Medizin wurde, desto stärker beschränkte man sich auf die direkte und meist augenblicklich erfolgreiche Behandlung von Symptomen. Und wenn die Symptome beseitigt sind, der Patient also wieder gesund ist, werden die tiefer liegenden, eigentlichen Ursachen einer Erkrankung oft überhaupt nicht mehr hinterfragt. Die Folgen sind fatal und mit ein Grund dafür, dass Naturheilkunde wieder an Bedeutung gewinnt.

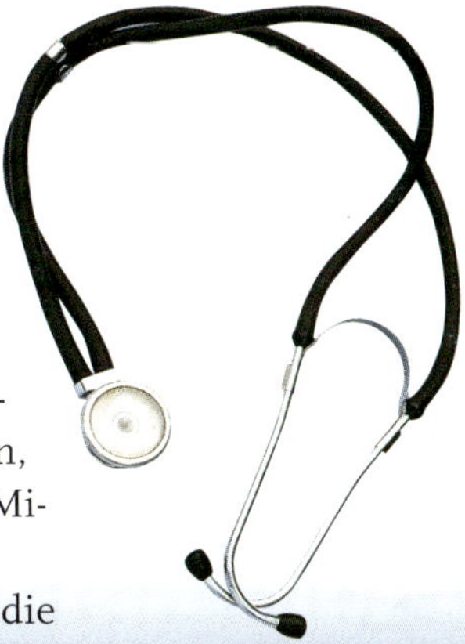

**Das Phonendoskop ist oftmals ein unverzichtbares Hilfsmittel bei der Untersuchung eines Patienten, um die richtige Diagnose stellen zu können**

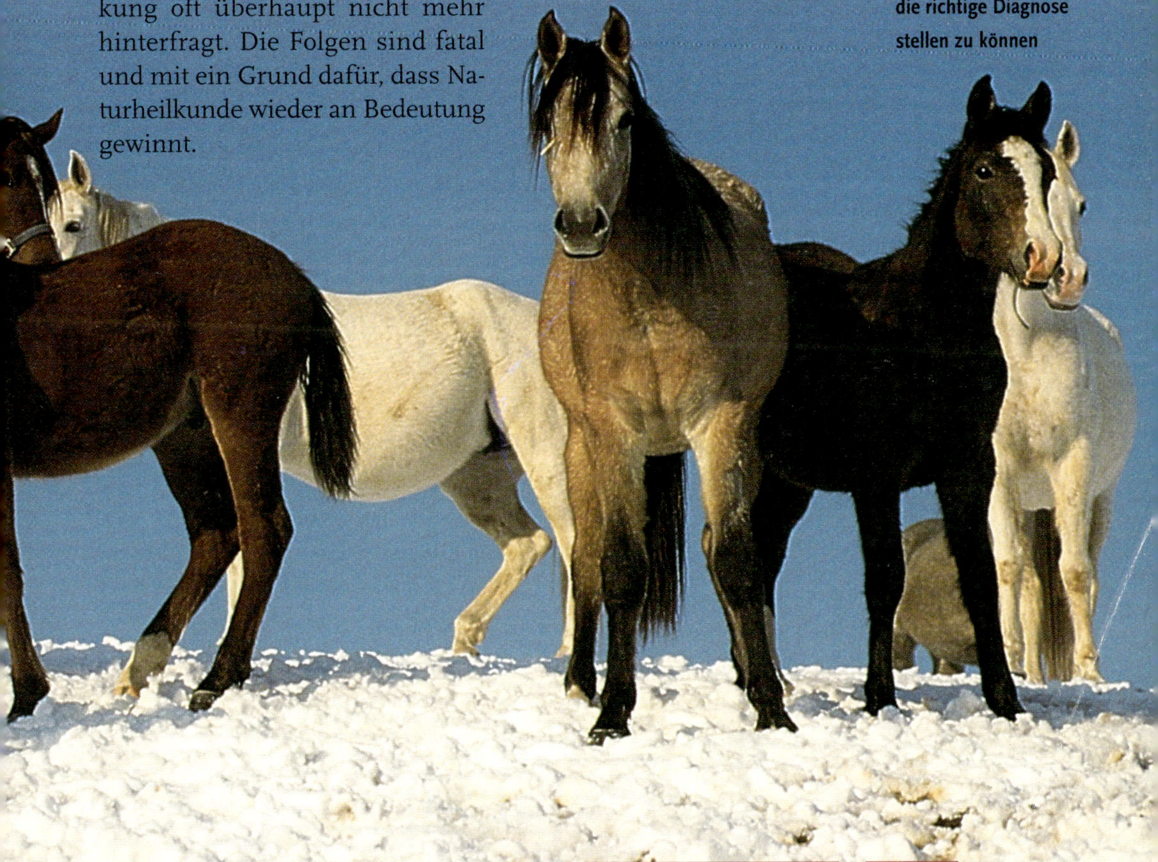

### ▸ Das Comeback natürlicher Heilmethoden

Während die Naturheilkunde durch rasante Entwicklungen in Wissenschaft und Technik seit Mitte des 19. Jahrhunderts bis Mitte des 20. Jahrhunderts angesichts der phänomenalen Erfolge von Apparatemedizin und Pharmachemie immer mehr in Vergessenheit geriet, gewann sie in den letzten Jahrzehnten wieder an Bedeutung. Dafür gibt es neben vielen anderen vier wesentliche Gründe:

1. Der bereits angesprochene Verlust einer ganzheitlichen Betrachtung des Patienten in der Schulmedizin hat eine starke Zunahme von chronischen Erkrankungen bewirkt, die auf die symptomorientierten Therapien der modernen Medizin immer schlechter oder gar nicht mehr ansprechen. Rein symptomatische Therapie, also z. B. die Behandlung einer Kehlkopfentzündung durch Verabreichung eines Antibiotikums und eines Fiebersenkers, greift zwar die Bakterien an und sorgt durch das Absenken des Fiebers beim Patienten schnell dafür, dass er sich besser fühlt. Doch gleichzeitig wird durch diese Therapie der gesamte Funktionskreislauf des Körpers schwer beeinträchtigt. So tötet das Antibiotikum zum Beispiel auch für die Verdauung wichtige Darmbakterien und belastet Leber und Niere, und der Fiebersenker setzt eine hochwirksame körpereigene Abwehrreaktion außer Kraft. Die Folge ist eine Schwächung des gesamten Organismus, der damit immer anfälliger für Rückfälle, Chroniszität oder neue, völlig andere Erkrankungen wie z. B. Darmkolik wird.

**Die ganzheitliche Betrachtung eines Patienten gewinnt an Bedeutung, und die bloße, schnelle Symptombehandlung wird immer öfter kritisch beurteilt**

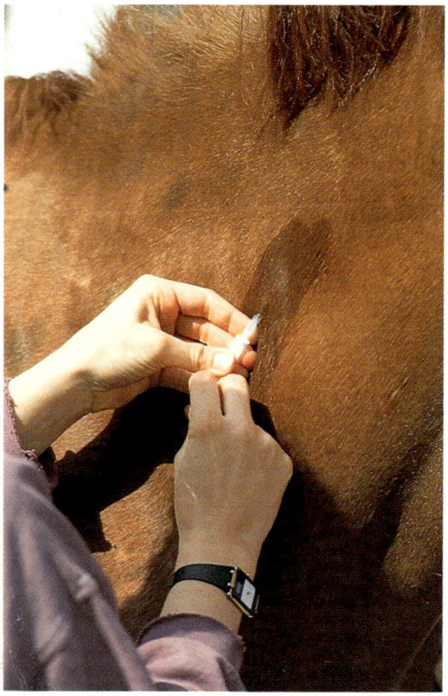

2. Allergien sind seit Jahrzehnten auf dem Vormarsch. Als Hauptursache wird die zunehmende Belastung des Organismus durch Umweltgifte, künstliche Nahrungsmittelzusätze und die Verwendung chemischer Gifte bei der Produktion von z. B. Textilien oder Pflegeprodukten gesehen. Eine symptomatische Behandlung dieser Überreaktion des Körpers auf die vielen negativen Einflüsse, z. B. indem man gegen allergischen Ausschlag eine Kortisonsalbe verschreibt, bringt nur kurzfristig

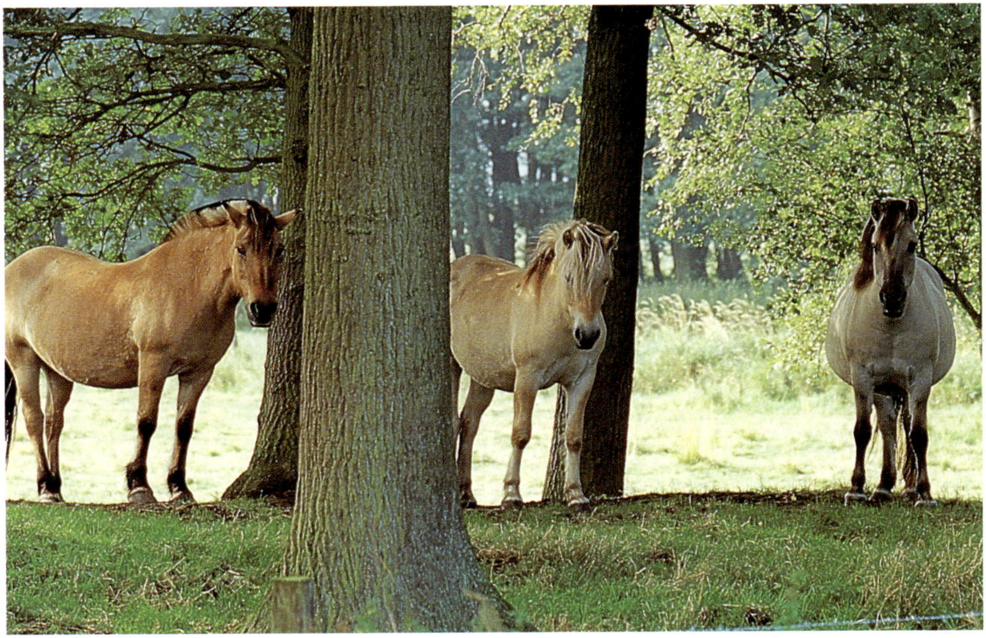

Ein artgerechtes Umfeld wirkt sich auf den Krankheitsverlauf und die Genesung eines Patienten immer positiv aus

Besserung und belastet gleichzeitig den angeschlagenen Organismus noch zusätzlich durch das Medikament. Nur eine ganzheitliche Therapie hat bei der Behandlung von Allergien Aussicht auf nachhaltigen Erfolg.

3. Der jahrzehntelange, sehr großzügige, oftmals völlig überflüssige und nicht selten unsachgemäße Einsatz von Antibiotika hat dazu geführt, dass Bakterien heute zunehmend resistent gegen Antibiotika werden. Ohne aber auf wirksame Antibiotika zurückgreifen zu können, steht die Schulmedizin einer bakteriellen Infektion recht hilflos gegenüber. Nur mit einer starken, voll funktionsfähigen körpereigenen Abwehr besteht dann noch eine Chance, der Bakterien Herr zu werden.

4. Speziell für die Tiermedizin stehen verglichen mit der Humanmedizin vergleichsweise wenig Medikamente zur Verfügung. Dies liegt vor allem daran, dass Forschungsgelder der Pharmaindustrie immer zuerst in die Projekte fließen, die bei Erfolg den größten Umsatz versprechen. Berücksichtigt man dann noch, wie aufwendig und kostspielig die Zulassung eines neuen Präparates ist, liegt es nahe, dass es für die Pharmaindustrie interessanter

ist, beispielsweise eine neue Kopfschmerztablette herauszubringen oder etwas Wirksames gegen Faltenbildung zu finden, als ein Bandwurmpräparat für Pferde auf den Markt zu bringen oder nach einem Präparat zur wirksamen Therapie von Hufrehe zu forschen.

Speziell bei unseren Pferden kommt dann noch hinzu, dass sie nach deutschem Gesetz zu den Lebensmittel liefernden Nutztieren gehören. Mit dieser Zuordnung unterliegt die medikamentelle Behandlung eines Pferdes noch umfangreichen zusätzlichen Einschränkungen. Viele Präparate, die der Tierarzt bei Hund und Katze einsetzen kann, darf er beim Pferd nicht immer anwenden. Entweder weil die Präparate vom Gesetzgeber für den Einsatz am Nutztier nicht genehmigt wurden oder aber weil die Zulassung des Präparats für Nutztiere vom Hersteller wegen der damit verbundenen hohen Kosten gar nicht erst beantragt wurde. Viele Medikamente und sogar Impfstoffe, die für unsere Pferde zur Verfügung stehen, sind hoffnungslos veraltet und zum Teil wegen Resistenzen sogar schon längst wirkungslos.

Diese und eine ganze Reihe anderer Ursachen führten in den letzten Jahren zu immer größer werdenden Lücken in der Erfolgsbilanz der Veterinärmedizin.

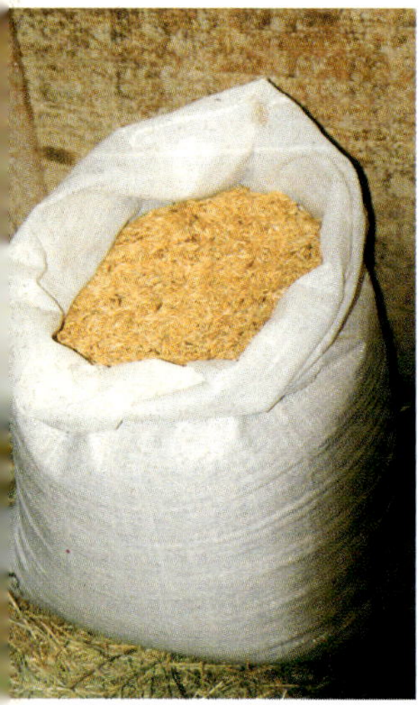

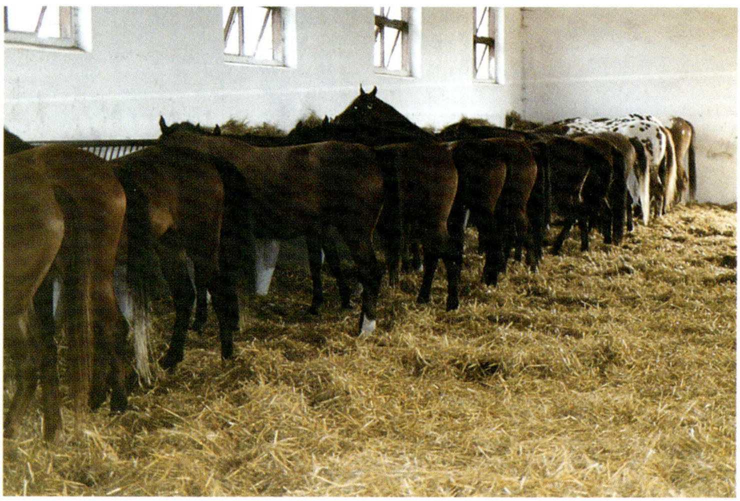

Ein ausgewogenes Verhältnis zwischen Kraft- und Rauhfutter sowie häufige Futterzeiten sind eine Grundvoraussetzung für einen gesunden Verdauungsapparat

Der Gang »zurück zur Naturheilkunde« begann zunächst in der Humanmedizin. Besonders Menschen mit »austherapierten« Leiden, also Beschwerden, bei denen die Ärzte nicht mehr weiterwussten, griffen nach jedem Strohhalm und suchten auch Heilpraktiker auf. Dies wurde anfangs von der modernen Medizin mit größter Skepsis und offener Ablehnung beobachtet. Doch große Erfolge insbesondere bei der Behandlung chronischer Leiden und Allergien, bei denen medizinisch keine Heilung mehr zu erwarten war, wandelten im Laufe der Jahre die Einstellung zur Naturheilkunde. Der zu Anfang noch eher als Scharlatan verrufene Humanheilpraktiker wurde im Laufe der Zeit zu einem staatlich anerkannten Berufsbild. Ärzte und Heilpraktiker überweisen einander ihre Patienten, und selbst die Krankenkassen, die sich ja bekanntlich immer lange zieren, akzeptieren immer häufiger auch naturheilpraktische Therapien.

Im Bereich der Tierheilkunde befindet sich diese Entwicklung noch am Anfang. Viele Tierärzte und Tierheilpraktiker lehnen einander meist aus Unkenntnis und Vorurteilen heraus ab.

Doch angesichts der Medikamentenmisere in der Pferdepraxis und angesichts der Tatsache, dass auch bei Pferden therapieresistente chronische und allergische Erkrankungen rapide zunehmen, wagen auch hier immer mehr Pferdebesitzer oft als letzten Versuch den Gang zum Tierheilpraktiker, der nicht selten selbst für den Tierarzt beeindruckende Erfolge zeigt.

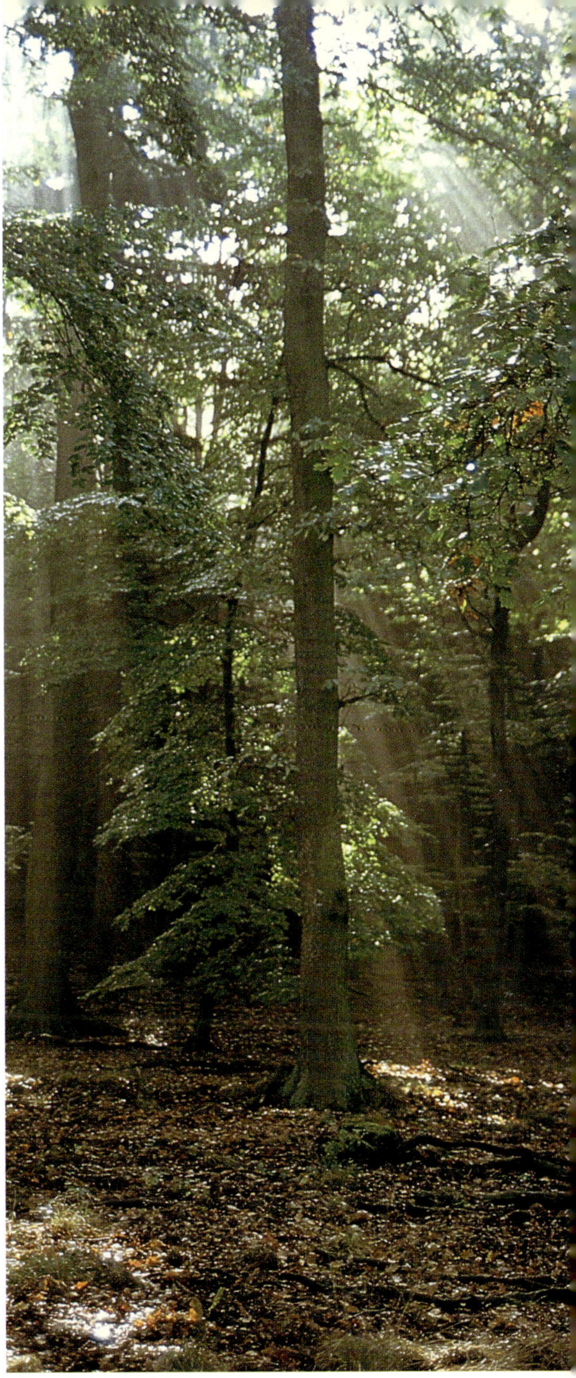

**Immer mehr Pferdehalter suchen Rat in der Naturheilkunde, vor allem bei chronischen Leiden und Allergien**

## ▸ Naturheilkunde: So wirkt sie

Am anschaulichsten lässt sich diese Frage wohl beantworten, wenn man den Vergleich zur Schulmedizin zieht. Stellt man Schulmedizin und Naturheilkunde gegenüber, fallen drei grundsätzliche Unterschiede sofort ins Auge:

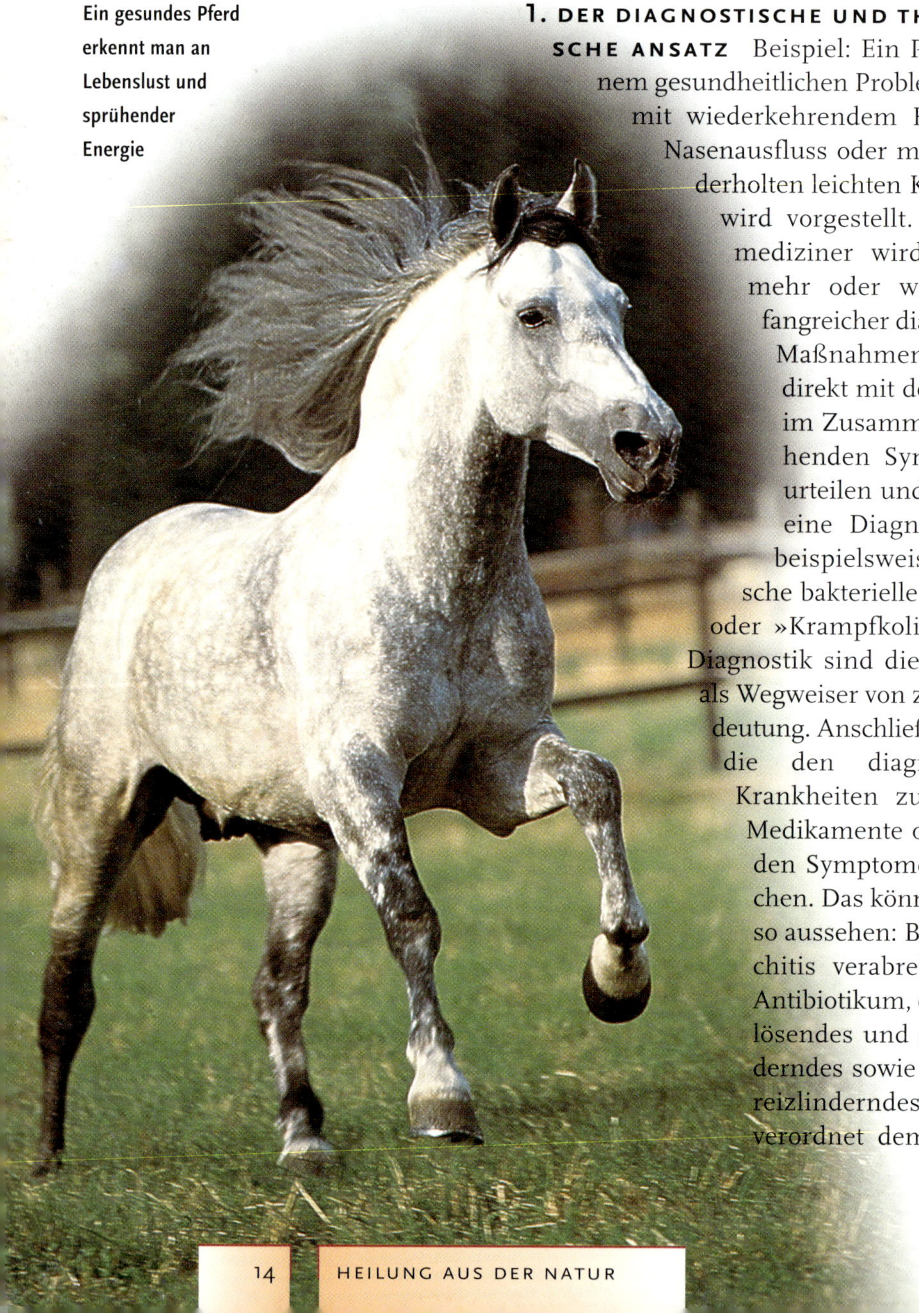

**Ein gesundes Pferd erkennt man an Lebenslust und sprühender Energie**

**1. DER DIAGNOSTISCHE UND THERAPEUTISCHE ANSATZ** Beispiel: Ein Pferd mit einem gesundheitlichen Problem, wie etwa mit wiederkehrendem Husten und Nasenausfluss oder mit einer wiederholten leichten Krampfkolik, wird vorgestellt. Der Schulmediziner wird mit Hilfe mehr oder weniger umfangreicher diagnostischer Maßnahmen sämtliche direkt mit dem Problem im Zusammenhang stehenden Symptome beurteilen und schließlich eine Diagnose stellen, beispielsweise »chronische bakterielle Bronchitis« oder »Krampfkolik«. Bei der Diagnostik sind die Symptome als Wegweiser von zentraler Bedeutung. Anschließend wird er die den diagnostizierten Krankheiten zugeordneten Medikamente orientiert an den Symptomen verabreichen. Das könnte vielleicht so aussehen: Bei der Bronchitis verabreicht er ein Antibiotikum, ein schleimlösendes und auswurfförderndes sowie ein hustenreizlinderndes Mittel und verordnet dem Pferd für die nächsten Tage ruhige Schrittbewegung mit tiefem Kopf sowie Vermeidung von Staub. Nach Abklingen der äußeren Symptome erfolgt eventuell noch eine Nachuntersuchung, meist jedoch sieht das betreffende Pferd den Tierarzt erst wieder, wenn neue Symptome auftreten. Bei der Kolik verabreicht der Tierarzt ein Schmerzmittel und ein krampflösendes Präparat und weist den Pferdebesitzer an, das Pferd die nächsten zwei bis vier Stunden genau zu beobachten. Sollten die Symptome wieder auftreten, ist der Tierarzt zurückzurufen, ansonsten soll dem Pferd die nächsten zwölf Stunden nichts gefüttert werden, danach wieder vorsichtig anfüttern. Eventuell rät er angesichts des regelmäßigen Wiederkehrens der Kolik noch zu einer kurmäßigen Mashfütterung zwei- oder dreimal die Woche. Damit ist die Therapie abgeschlossen.

Der Naturheilpraktiker wird diagnostisch diese zwei Fälle zunächst unterschiedlich behandeln: Im Falle der chronischen Bronchitis wird er gleich in eine umfangreiche Ganzheitsdiagnostik einsteigen, bei der akuten Kolik wird er zunächst die gleichen diagnostischen Maßnahmen ergreifen wie der Tierarzt, um die Art und Schwere der Kolik feststellen zu können. Dann wird er in diesem Fall, einer leichten Krampfkolik, ebenfalls zunächst eine krampflösende und eine schmerzstillende Maßnahme ergreifen. Dies kann sowohl über die Verabreichung eines Kräuterextraktes oder eines Homöopathikums als auch durch Akupunktur, dann allerdings nach vorangegangener Meridiandiagnostik (s. Seite 102 ff.), erfolgen. Oder der Therapeut kombiniert hier mehrere Therapiearten. Nachdem die Kolik akut versorgt wurde, beginnt die eigentliche Arbeit des Therapeuten. Wie bei der chronischen Bronchitis wird er jetzt eine ganzheitliche Diagnostik betreiben. Unabhängig davon, ob der Therapeut nun eine homöopathische Anamnese (Seite 60 ff.) oder eine Meridiandiagnose macht, eines haben alle Therapiearten gemeinsam: Basis ihrer diagnostischen Maß-

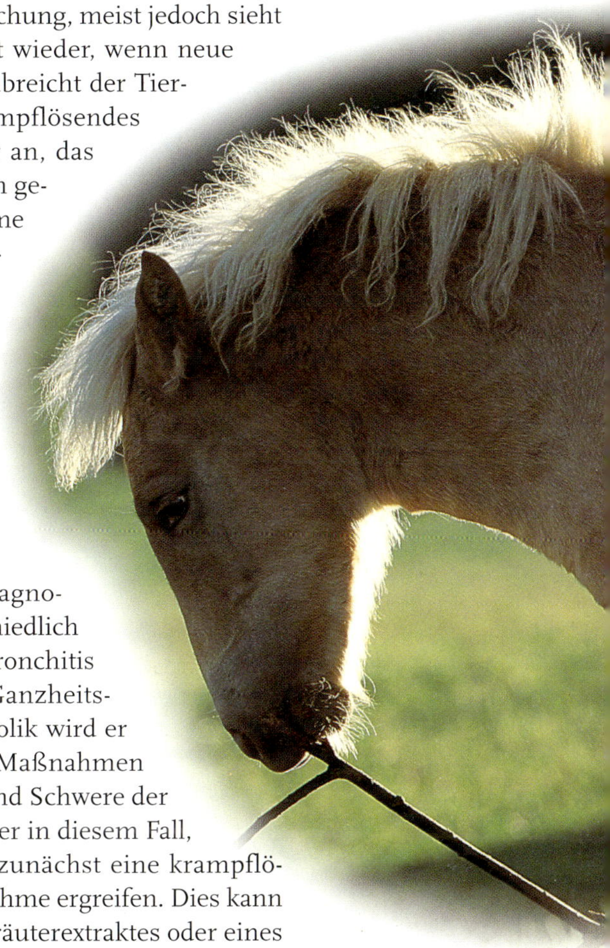

**Von Kindesbeinen an vorgebeugt, lassen sich viele Krankheiten von vornherein verhindern**

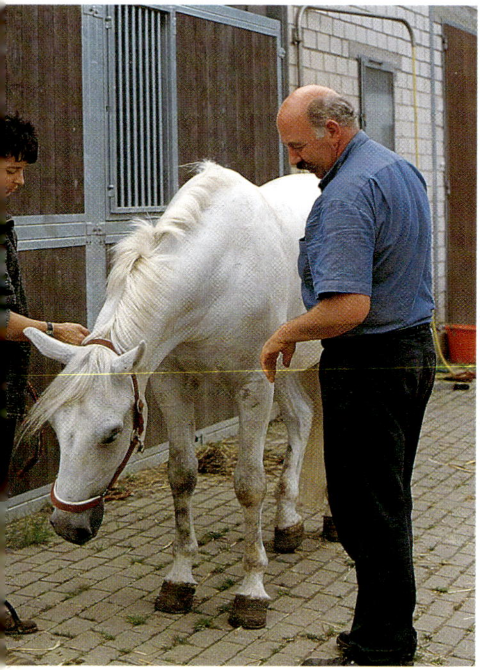

Äußere Symptome wie z. B. Husten sind in der Naturheilkunde nur sekundäre Wegweiser zur eigentlichen Ursache der Beschwerde

nahmen ist die Betrachtung des gesamten Patienten, seiner Gewohnheiten, seines Lebensumfeldes, seiner Trainingsbedingungen, seiner Ausstrahlung und die Aufnahme sämtlicher körperlicher und charakterlicher Besonderheiten und Auffälligkeiten (z. B. Pferd ist bissig oder träge, hat raues Fell oder schiefe Hufe). Das Wissen, dass der Patient Kolik oder eine chronischen Bronchitis hat, ist sekundär. Die äußeren Symptome sind nur einzelne kleine Bausteine in der Gesamtdiagnose. Aufgrund dieser ganzheitlichen Diagnostik, die den Therapeuten zu den eigentlichen Ursachen der äußerlich sichtbaren Erkrankung führt, wird er dann eine ganzheitliche Therapie festlegen. Das kann z. B. dazu führen, dass Stress aufgrund chronischer Rückenschmerzen wegen eines blockierten Wirbels als Ursache für die wiederkehrenden Koliken gefunden wird. Die Therapie beinhaltet dann neben einer ostheopatischen oder chiropraktischen Behandlung der Wirbelsäule verschiedene Komponenten, die den gesamten Organismus stärken und ins Gleichgewicht bringen, also seine eigene Regenerationsfähigkeit, die »Selbstheilungskräfte«, anregen sollen. Das führt unter anderem dann auch automatisch zum Stressabbau und zur Regeneration des Verdauungstraktes.

Veranschaulichen lässt sich das ganz gut mit folgendem Beispiel:

Stellen Sie sich vor, vor Ihrer Tür fließt ein Fluss. Sie und Ihre Nachbarn leiten seit Jahren sämtliche Abwässer in den Fluss. Dem Fluss sah man das lange nicht an. Eines Tages schwimmen die ersten toten Fische auf dem Wasser, und Pflanzen beginnen zu-

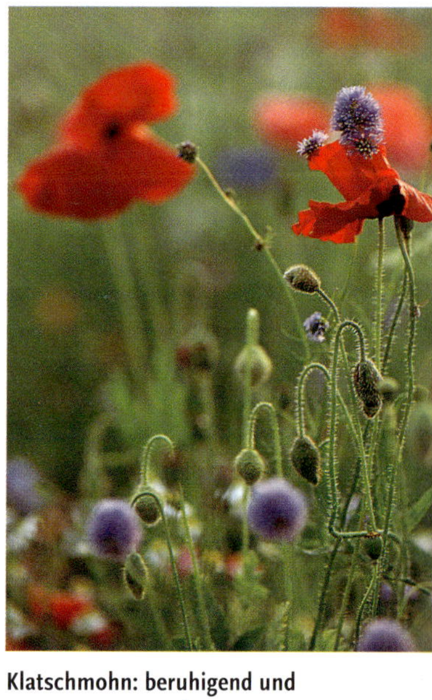

Klatschmohn: beruhigend und schmerzstillend

nehmend abzusterben. Das Symptom für die »Krankheit« des Flusses, die »Überdüngung« heißt, sind die toten Fische und Pflanzen. Die Ursache ist eine Störung des Ökosystems durch die Abwässer. Nun können Sie symptomatisch behandeln, indem Sie einerseits durch chemische Zusätze den Nährstoffgehalt Ihrer Abwässer reduzieren, also die Überdüngung behandeln, und andererseits neue Fische einsetzen und neue Pflanzen ausbringen. Der Fluss sieht zunächst wieder »gesund« aus. Doch über kurz oder lang werden die Fische wieder sterben, denn der chemische Zusatz und andere Gifte in den Abwässern stören immer noch das Ökosystem.

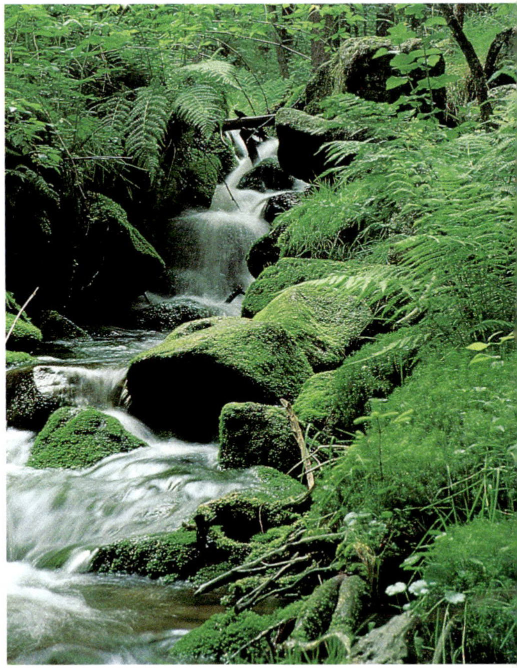

Ein intakter Fluss kann sein natürliches Gleichgewicht nur in einem ausgeglichenen Ökosystem aufrechterhalten

Erfolgversprechender, wenn auch sehr viel aufwendiger, wäre es gewesen, wenn Sie von vornherein die Ursache behandelt, also das Gleichgewicht des Ökosystems wiederhergestellt hätten: Allein die Umleitung der Abwässer ins städtische Netz hätte dazu geführt, dass sich der Fluss, wenn auch sehr langsam, nach einigen Jahren erholt hätte. Durch Einsatz spezieller Pflanzen und Kleinstlebewesen, die in der Lage sind, die Schadstoffe abzubauen, würden Sie zusätzlich die »Selbstheilungskräfte« des Flusses anregen und er könnte sich sehr viel schneller regenerieren.

**2. DIE AUFTEILUNG DER FACHBEREICHE** Dieser Punkt ergibt sich zwangsläufig aus Punkt 1. In der Schulmedizin sind die Fachbereiche, orientiert an einzelnen Krankheiten und Organen bzw. Funktionsbereichen, im Körper verteilt. So gibt es Fachärzte für Inneres oder Herzkrankheiten, und es gibt z. B. solche für Virologie. Außerdem gibt es den Allgemeinmediziner, der als erste Anlaufstelle eines Patienten leichtere Beschwerden aller Art therapiert und schwerwiegendere Beschwerden aller Art erkennen soll, um diese dann an den jeweiligen Spezialisten überweisen zu können.

Innerhalb der Naturheilkunde wird dagegen nach Therapiearten unterschieden. So gibt es den Spezialisten für Kräuterheilkunde, den sogenannten Phytotherapeuten, oder den Homöo-

▸ **PROFI·TIPP**

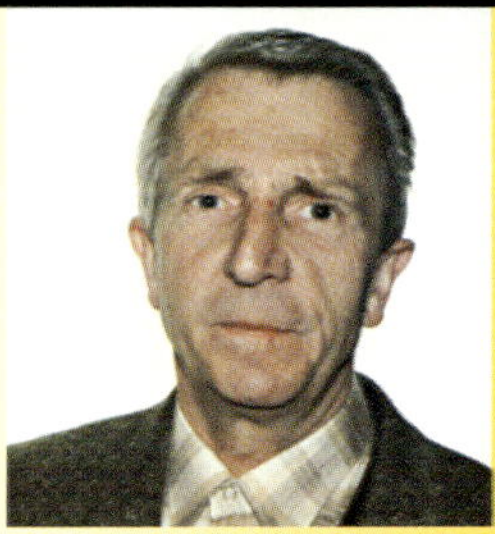

▸ **Dieter Mahlstedt**

Bei akuten Krankheitssymptomen, wie z. B. den Krämpfen bei einer Kolik, kann man durch eine entsprechende Akupunkt-Meridian-Massage die Schmerzen lindern. Meridiane sind die Energieleitgefäße des Körpers. Schmerzen und Krankheiten bedeuten immer eine Störung in diesem Energiefluss, denn extreme energetische Fülle- oder Leerezustände werden als Schmerz empfunden. Durch die richtige Massage werden Energieblockaden aufgelöst und der innere Energieausgleich sichergestellt.

pathen, den TCM-Therapeuten oder den Physiotherapeuten. Eine Spezialisierung auf die Behandlung nur einzelner Organe oder Erkrankungen findet hier nicht statt. Der Patient wird unabhängig von der Art und Lokalisation seiner Beschwerden innerhalb der jeweiligen Therapieart behandelt oder, wenn die Therapieart ungeeignet erscheint, an den entsprechenden Spezialisten einer anderen Therapieart überwiesen.

Beispiel: Ein Pferd hat wiederholt Husten und Nasenausfluss. Nach entsprechender Diagnostik wird der Phytotherapeut diesen Patienten primär mit Kräutertees und Inhalation behandeln. Der Homöopath wird primär das passende homöopathische Mittel suchen, der TCM-Therapeut wird primär mit chinesischen Kräutertees und Akupunktur behandeln, und der Physiotherapeut wird das Pferd an einen Kollegen, z. B. einen TCM-Therapeuten, überweisen.

Außerdem gibt es ähnlich wie in der Schulmedizin den allgemeinen Heilpraktiker, der aus einer Reihe verschiedener Therapiearten solide Grundkenntnisse hat, mit denen er wie ein Hausarzt allgemeine Probleme behandeln kann. Zur Behandlung schwerwiegenderer Beschwerden wird er dann unter Umständen einen Spezialisten für die in dem jeweiligen Fall geeignetste Therapieart zur Behandlung hinzuziehen.

**3. DIE EINGESETZTEN THERAPEUTIKA** Ein dritter gravierender Unterschied zwischen Schulmedizin und Naturheilkunde findet sich bei den verwendeten Therapeutika. Die Schulmedizin verwendet neben Wirkstoffen und Verfahren natürlichen Ursprungs eine Vielzahl von Stoffen, die nicht mehr natürlich sind. Sie wurden entweder vollständig im Labor mit Hilfe von Chemie und Physik künstlich erzeugt, unter Zusetzung synthetischer Stoffe modifiziert oder mit Hilfe gentechnischer Manipulationen in ihrer natürlichen Struktur verändert.

Die Naturheilkunde verwendet ausschließlich Arzneimittel und Verfahren, deren natürliche Struktur nicht durch künstlich verändernde Prozesse oder synthetische Zusätze manipuliert wird.

In der Naturheilkunde wird der Organismus ganzheitlich betrachtet, als Bestandteil der Natur, der nach natürlichen Gesetzmäßigkeiten funktioniert. Störungen in einzelnen Bereichen wirken sich immer auf den gesamten Organismus aus. Dementsprechend bedeutet auch das Einbringen eines künstlichen

Stoffes, dessen Molekularverbindungen unnatürlich sind, eine Störung des natürlichen Organismus.

Nun wären einige Erkrankungen ohne unsere im Labor erzeugten Therapeutika und Diagnostika nicht heilbar und würden zum Tod führen. Hier sollte man sicher auf diese zurückgreifen. Doch für eine Vielzahl synthetischer Medikamente gibt es Alternativen aus der Natur, die weniger störend auf den Organismus einwirken. Hier ist zu überlegen, ob es nicht ratsamer ist, statt des Chemiecocktails ein Naturheilmittel oder eine naturheilkundliche Anwendung einzusetzen.

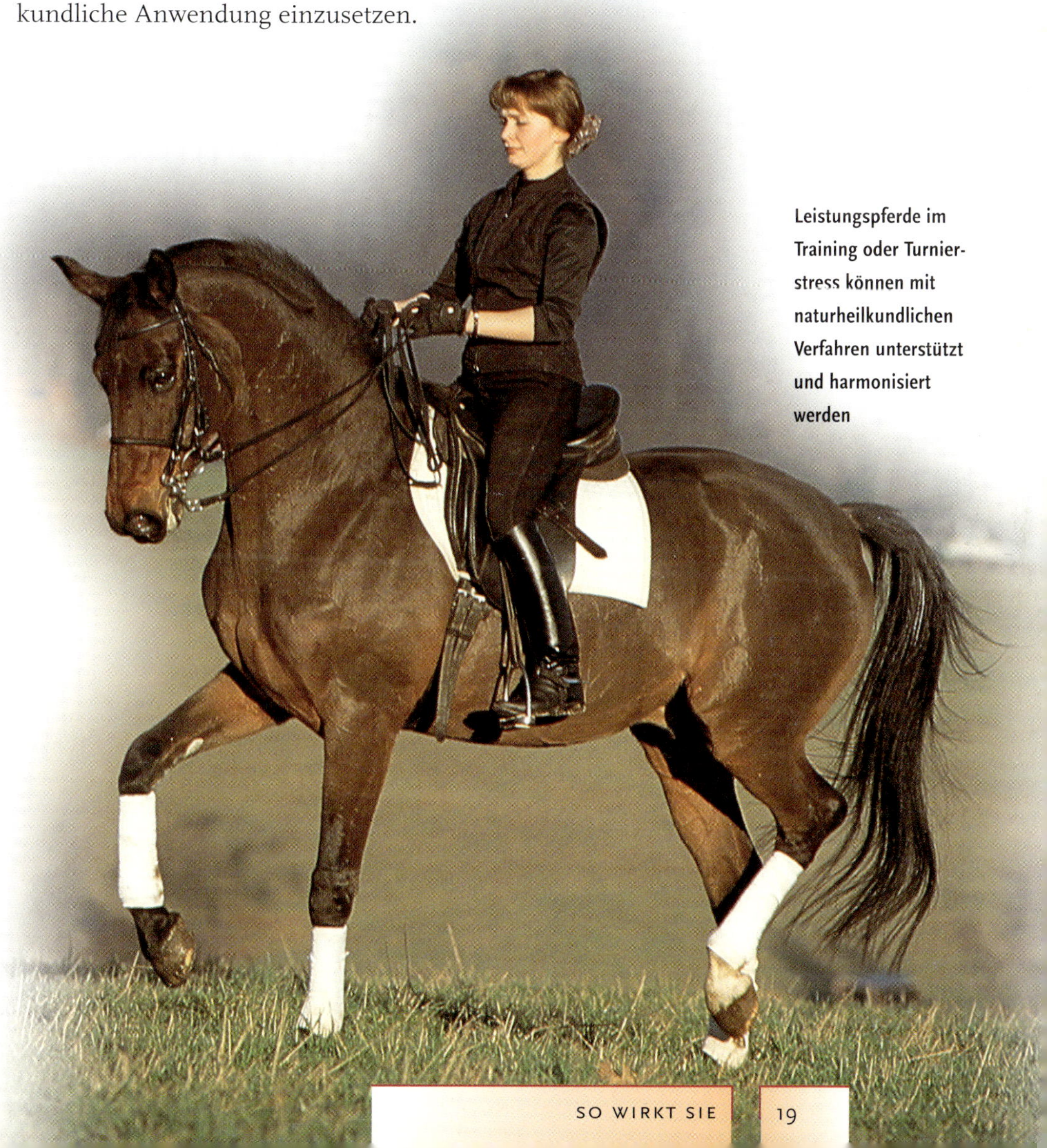

**Leistungspferde im Training oder Turnierstress können mit naturheilkundlichen Verfahren unterstützt und harmonisiert werden**

## ▸ Naturheilkunde: Das kann sie

Eine der wohl stärksten Möglichkeiten der Naturheilkunde liegt in ihrer Philosophie und der daraus resultierenden ganzheitlichen Diagnostik und Therapie: dem Bestreben, die physiologischen Prozesse des Organismus zu harmonisieren und damit auch die Selbstheilungskräfte des Körpers und dessen Immunsystem anzuregen und zu stärken.

Damit ist Naturheilkunde nicht nur als alleinige Therapie für eine ganze Reihe von Beschwerden und Erkrankungen geeignet, sondern sie ist darüber hinaus auch begleitend und unterstützend bei jeder schulmedizinischen Therapie wirkungsvoll einsetzbar. Außerdem ist sie hervorragend geeignet zur Rehabilitationsbehandlung.

Am häufigsten hört man von naturheilkundlichen Therapieerfolgen im Zusammenhang mit chronischen, schulmedizinisch austherapierten Erkrankungen. Dies liegt wesentlich daran, dass die meisten Pferdebesitzer den Schritt zum Tierheilpraktiker erst in Erwägung ziehen, wenn der Tierarzt ihnen keine Hoffnung mehr machen kann. Und das ist meist bei chronischen Verschleißerkrankungen, chronischen Atemwegserkrankungen, chronischen Sehnenproblemen und allergischen Erkrankungen der Fall. Der Tierheilpraktiker ist da für den verzweifelten Pferdebesitzer eine Art letzter Versuch, der »Griff nach dem rettenden Strohhalm«.

So erfreulich es ist, dass die Naturheilkunde gerade hier oft noch Erfolge erzielen kann, die schulmedizinisch für ausgeschlossen erklärt werden, so tragisch ist es, dass Naturheilkunde dadurch oft als reine »Endstadiumstherapie« gesehen wird. Viele wissen nicht, dass Naturheilkunde ihre wahren Kräfte in der Prävention, also in der Vorbeugung, entfalten kann.

Sehr viele chronische und allergische Erkrankungen der Atemwege, der Haut und des Bewegungsapparates könnten von vornherein vermieden werden, wenn die betreffenden Tiere bereits in naturheilkundliche Behandlung geschickt würden, bevor eine Krankheit chronisch wird. Eine Reihe von Naturtherapien verfügt sogar über Diagnoseverfahren, mit denen man eine Art Vorbeugeuntersuchung durchführen kann. Hier können Erkrankungen bereits erkannt und im Keim erstickt werden, bevor Symptome sichtbar werden (siehe z. B. TC(V)M, S. 96 ff.)

## Hier ist Naturheilkunde stark

- **UNTERSTÜTZUNG UND STIMULATION** der körpereigenen Abwehr
- **REGULATION** aller im Organismus stattfindenden (und damit in Abhängigkeit voneinander befindlichen) physiologischen (auch energetischen und psychischen) Prozesse und damit auch **PRÄVENTION**
- **UNTERSTÜTZUNG UND STIMULATION** der körpereigenen Selbstheilungskräfte
- **AKTIVE UNTERSTÜTZUNG DES ORGANISMUS** durch z. B. antiviral, antibakteriell, antiparasitär, antimykotisch wirkende natürliche Arzneimittel und Anwendungen
- **UNTERSTÜTZENDE THERAPIE** der symptomatischen Beschwerden durch natürliche Arzneimittel oder Anwendungen mit z. B. reizlindernder, abschwellender, schleimlösender, auswurffördernder, durchblutungsfördernder, sekretionshemmender, krampflösender, anregender, beruhigender Wirkung
- **DIAGNOSTIK** hinsichtlich ursächlicher Auslöser, besonders bei Erkrankungen und Beschwerden, die schulmedizinisch nur unbefriedigend diagnostiziert und therapiert werden können

**EINIGE KONKRETE BEISPIELE, BEI DENEN NATURHEILKUNDE SINNVOLL SIND:**

- allergische und chronische Erkrankungen
- akute Infekte
- schulmedizinisch nicht oder nicht befriedigend therapierbare Beschwerden (z. B. schulmedizinisch therapieresistente Erkrankungen)
- Funktionsstörungen des Bewegungsapparates
- Verletzungen aufgrund eines Traumas
- Wunden, die keine chirurgische Versorgung erfordern
- begleitende Therapie zur Unterstützung, Regulation und Stimulation des Organismus bei jeder schulmedizinischen Therapie
- Erkrankungen mit schulmedizinisch nicht diagnostizierbarer Ursache
- Schmerztherapie

Andererseits gibt es eine Reihe von Erkrankungen und Verletzungen, die einige Naturtherapiearten allein nicht heilen können. Hier muss dann auf die Schulmedizin zurückgegriffen werden, wenn man das Leben seines Pferdes nicht leichtfertig gefährden will. In solch-en Fällen, wie z. B. bei lebensbedrohlich hohem Fieber, akutem Erstickungsanfall aufgrund allergischer Überreaktion oder schwerer Verletzung eines großen Gefäßes, muss die symptomatische Behandlung natürlich an erste Stelle rücken. Erst wenn die akute Gefahr gebannt ist, kann man mit der ganzheitlichen Diagnostik und Therapie beginnen.

Darüber hinaus verfügt die Schulmedizin über diagnostische Möglichkeiten, die dem Tierheilpraktiker versagt sind, auf die man heute aber bei bestimmten Erkrankungen zur klaren Bestimmung des Problems nicht verzichten kann.

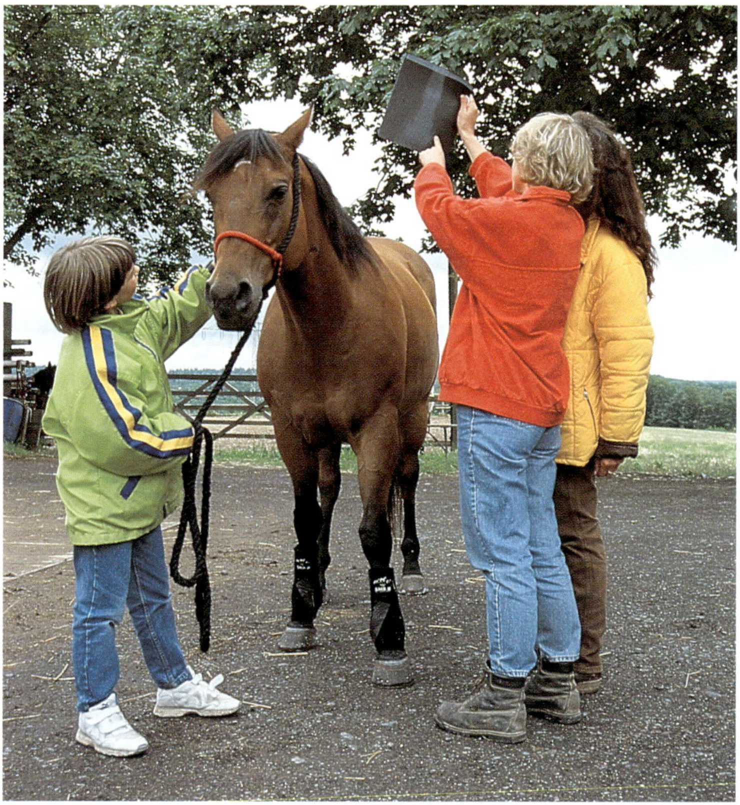

**Röntgenbilder sind heute auch in der naturheilkundlichen Diagnostik oft unerlässlich. Das Röntgen selbst bleibt jedoch der Schulmedizin vorbehalten**

## Schulmedizin erforderlich

- **DIAGNOSTISCHE UND THERAPEUTISCHE MASSNAHMEN,** die der Schulmedizin vorbehalten sind, wie z. B. Röntgen, Nierenbiopsie etc.
- **VERLETZUNGEN UND ERKRANKUNGEN,** die einen chirurgischen Eingriff erforderlich machen, z. B. Knochenbrüche, Sehnenabrisse, Koliken mit bereits abgestorbenen Darmabschnitten, größere Wunden und Gefäßrisse, Korrektur von Missbildungen etc.
- **AKUTE LEBENSBEDROHLICHE ZUSTÄNDE,** Z. B. ein akuter Erstickungsanfall aufgrund einer allergischen Überreaktion (hier kann z. B. Kortison unumgänglich sein) oder extrem hohes Fieber, das lebensbedrohliche Ausmaße annimmt
- **INFEKTIONSERKRANKUNGEN,** die seuchenartigen Charakter haben (z. B. Pferdeinfluenza)
- **INFEKTIONSKRANKHEITEN,** die anzeigepflichtig sind, dürfen per Gesetz von einem Tierheilpraktiker NICHT behandelt werden. Der Tierarzt MUSS ebenfalls per Gesetz die Krankheit umgehend dem zuständigen Veterinäramt mitteilen. Behandlungsversuche selbst durch den Tierarzt sind bei einigen dieser Erkrankungen verboten (z. B. Tollwut, EIA = infektiöse Anämie etc.).
- **INFEKTIONSKRANKHEITEN,** die meldepflichtig sind, dürfen zwar auch von einem Tierheilpraktiker behandelt werden, MÜSSEN aber per Gesetz ebenfalls umgehend dem zuständigen Veterinäramt mitgeteilt werden. Die Prognosen für diese Erkrankungen sind sehr schlecht. Wenn überhaupt Rettungschancen bestehen, dann wohl am ehesten, wenn alle Möglichkeiten von Schul- und Naturheilkunde optimal ausgeschöpft und miteinander kombiniert werden. Die Prognosen für diese Erkrankungen sind oft sehr schlecht. Rettungschancen bestehen überhaupt nur dann, wenn alles Wissen und alle Möglichkeiten von Schul- und Naturheilkunde optimal ausgeschöpft und miteinander kombiniert werden.
- **EUTHANASIE,** also das Einschläfern eines Pferdes

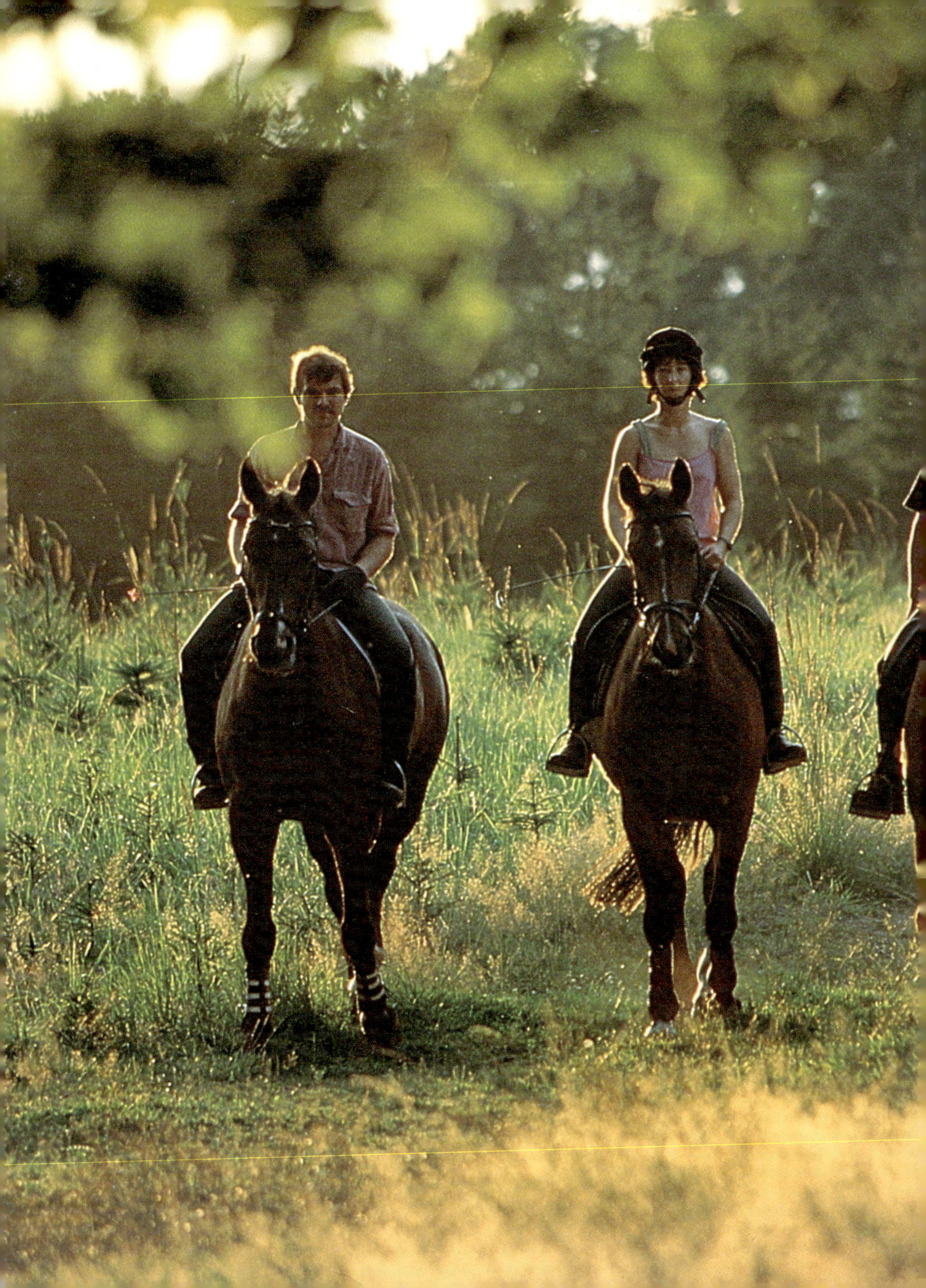

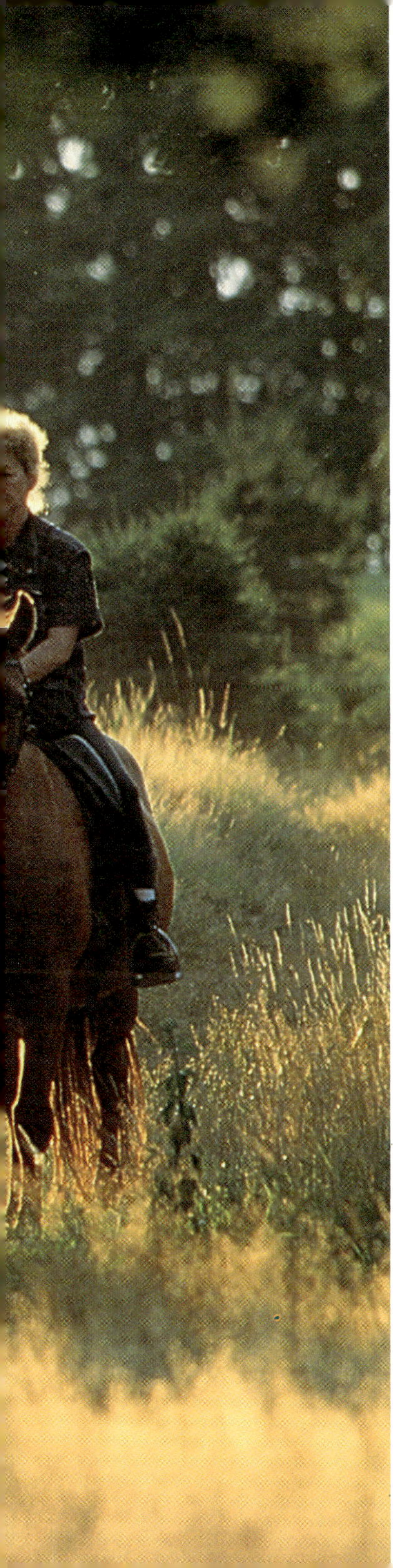

# Heilpraktiker für Pferde

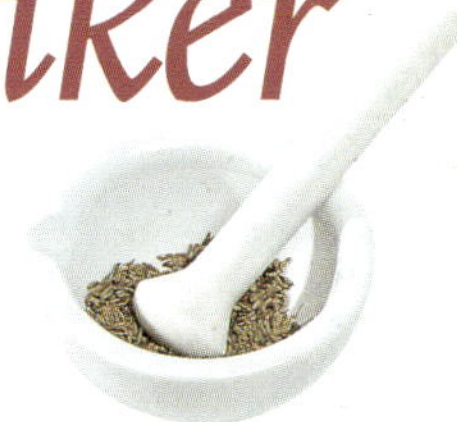

Als ich mich zum ersten Mal entschied, bei einem Problem mit meinem Pferd einen Tierheilpraktiker hinzuzuziehen, stieß ich schon im Vorfeld auf ein unerwartetes Problem: Ich fand keinen Tierheilpraktiker. Stallkollegen hatten mit Tierheilkunde noch nie zu tun gehabt, und in den »Gelben Seiten« gab es auch keine Hinweise. Bis ich endlich auf wirklich gute Therapeuten für verschiedene Therapien gestoßen bin, verging über ein Jahr. Zwischenzeitlich war viel geschehen: Nach einem fehlgeschlagenen Versuch, mit im Handel erhältlichen Büchern über Tierheilkunde meinem Pferd selbst zu helfen, und der Erkenntnis, dass Naturheilkunde viel zu komplex ist, um sie mal eben aus einem Buch herauslesen zu können, nahm ich ein Studium der Tiernaturheilkunde auf. Bei meiner Suche nach einer geeigneten Bildungseinrichtung und während meines Studiums begann ich zu begreifen, warum es für den Tierbesitzer so schwer ist, nicht nur einen Tierheilpraktiker zu finden, sondern auch noch zu erkennen, ob er es mit einem Scharlatan oder einem seriös ausgebildeten Tierheilpraktiker zu tun hat.

# Den geeigneten Tierheilpraktiker finden

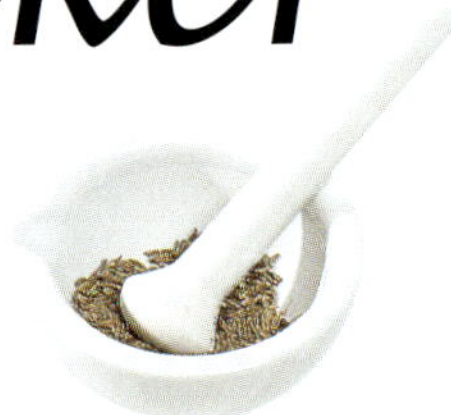



## ▸ Der Tierheilpraktiker (THP): Berufsbild, Ausbildung, Qualifikation

Weil wir es von den Humanheilpraktikern so kennen, könnte man annehmen, dass auch der Tierheilpraktiker ein staatlich anerkanntes und damit geschütztes Berufsbild hat, das geregelten Ausbildungsrichtlinien unterliegt. Diese Vermutung ist falsch. Der Begriff »Tierheilpraktiker« oder »Tiernaturheilpraktiker« ist weder staatlich anerkannt noch geschützt. Jeder, der sich dazu berufen fühlt, kann sich THP nennen und als solcher praktizieren, solange er sich an den Rahmen des Arzneimittel- und Tierschutzgesetzes hält und das Finanzamt nicht umgeht. Mit anderen Worten, der THP, der Ihnen seine Dienste anbietet, kann ein seriös und fundiert ausgebildeter Spezialist auf seinem Gebiet sein. Er kann aber auch jemand sein, der lediglich nach der Lektüre eines Buches über Homöopathie angesichts der steigenden Nachfrage auf den Zug mit der Tierheilkunde aufgesprungen ist. Der Pferdebesitzer sollte also zum Schutz seines Geldbeutels und der Gesundheit seines Pferdes die Qualifikation des THPs hinterfragen. Am häufigsten werden

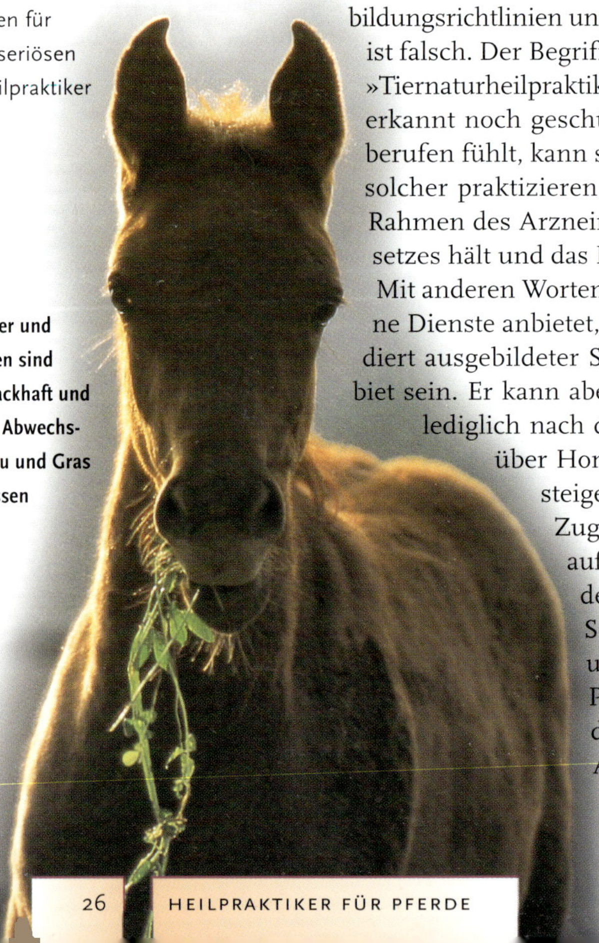

**Viele Kräuter und Heilpflanzen sind sehr schmackhaft und werden als Abwechslung zu Heu und Gras gern gefressen**

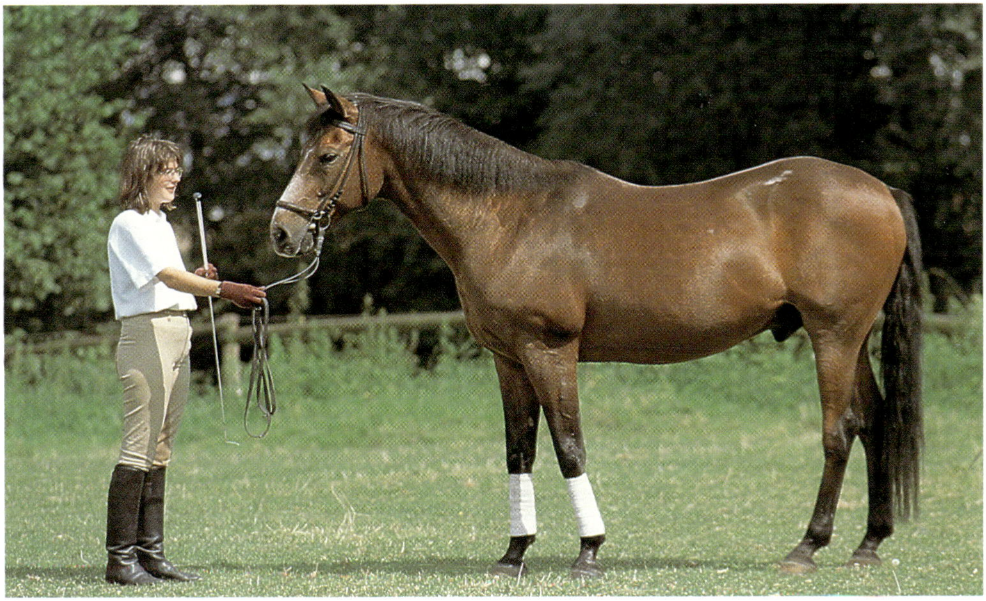

Für die Diagnose eines guten Tierheilpraktikers werden Sie und Ihr Pferd als Informationsquelle genutzt

Sie einem THP für Pferde aus einer der folgenden vier Gruppen begegnen:

1. Menschen, die keine Ausbildung, sondern nur angelesenes Halbwissen haben,
2. Humanheilpraktikern,
3. Tierärzten,
4. THP, die an einer privaten Ausbildungseinrichtung studiert und/oder in einer Tierheilpraxis gelernt haben.

Sicher absolut nicht ratsam ist es, sich mit einem THP aus der ersten Gruppe einzulassen. Im besten Fall hat auch dieser THP Erfolg. Doch das Risiko, dass seine Therapie wirkungslos bleibt oder dem Pferd sogar massiv schadet, ist sehr hoch.

Die zweite Gruppe, die der Humanheilpraktiker, die sich auch auf Pferde spezialisiert haben, ist hinsichtlich der Therapieart, die sie betreiben, mit Sicherheit fundiert ausgebildet, da diese Ausbildung bei ihnen gesetzlichen Regeln unterliegt. Zu hinterfragen ist hier mehr, inwieweit der Therapeut sich speziell bezüglich des Pferdes als Patient fortgebildet hat. Das Pferd unterscheidet sich zum Teil sehr stark vom Menschen. Die Nasentamponade z. B., die der Therapeut dem Menschen vielleicht

▸ **PROFI·TIPP**

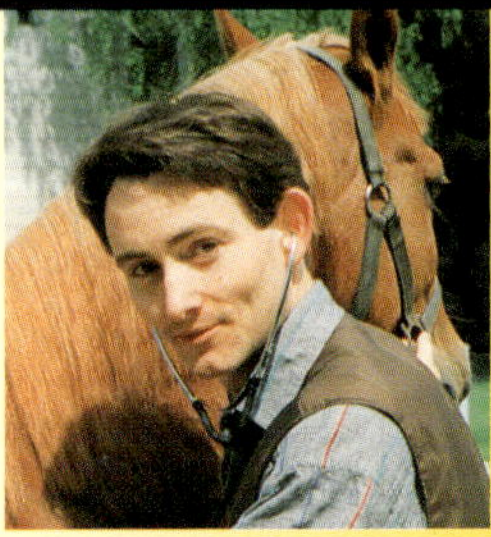

▸ **Dr. Jürgen Bartz**

Jede Wunde, die durch die Haut hindurch bis in tiefere Gewebe reicht, sollte unbedingt vom Tierarzt kontrolliert werden. Bis zu dessen Eintreffen trägt man keine Medikamente oder Desinfektionsmittel auf. Statt dessen ist ein gut gepolsteter Verband mit elastischen Bandagen hilfreich und für das Pferd angenehm. Eine Wundreinigung erfolgt nur bei grober Verschmutzung und dann nur mit klarem Wasser. Unübersichtliche Wunden mit tiefen Taschen nicht auswaschen!

verordnen könnte, würde dem Pferd, das nur über die Nase atmet, alles andere als zuträglich sein. Der Humanheilpraktiker sollte also entweder seine Zusatzqualifikation für Pferde nachweisen können (z. B. Besuche von entsprechenden staatlichen oder privaten Bildungseinrichtungen für Pferdeheilkunde), oder aber er sollte nur in Gegenwart und nach Rücksprache mit dem Tierarzt behandeln.

Bei der dritten Gruppe ist es genau umgekehrt. Der Tierarzt hat mit Sicherheit eine umfangreiche und fundierte Ausbildung bezüglich des Pferdes. Die Frage hier ist, ob er sich bezüglich der Naturheiltherapien solide hat aus- und fortbilden lassen. Oder führt er einfach nur ein paar Naturheilmittel mit (sehr beliebt sind hier Homöopathika), weil die Pferdebesitzer es zunehmend nachfragen? Naturheilkundliche Therapiearten haben keinen Platz auf dem Lehrplan des Veterinärstudiums. Andererseits werden ohne fundierte Kenntnisse der Therapieart angewandte Naturheilmittel selten Erfolg haben. Im günstigsten Fall kosten sie nur mehr Geld, im ungünstigsten Fall kann auch der Tierarzt mit diesen Mitteln mehr Schaden als Nutzen anrichten. Der Tierarzt, der diese Therapien anbietet, sollte also angeben können, ob er sich z. B. im Rahmen privater oder staatlicher Naturheilkundeeinrichtungen oder aber bei einem auf die jeweilige Therapieart spezialisierten Kollegen oder Tierheilpraktiker umfangreich fortgebildet hat.

Die vierte und letzte Gruppe sind die THP, die ihre Ausbildung an einer privaten Bildungseinrichtung für Tiernaturheilkunde und/oder bei einem seriösen Tierheilpraktiker oder Tierarzt mit Heilpraxis erlangt haben. Allein der Nachweis einer solchen Ausbildung ist allerdings noch wenig aussagefähig. Da es bezüglich des Tierheilpraktikers keine Regelungen gibt, sind auch die Ausbildungseinrichtungen keinen Richtlinien unterworfen, sogar ein Fernstudium zum Tierheilpraktiker ist möglich. Die Qualität der Ausbildung ist dementsprechend sehr unterschiedlich. Eine gute Ausbildung zum THP beinhaltet bezüglich des Pferdes (Anatomie, Physiologie, Krankheiten etc.) Grundlagenwissen auf veterinärmedizinischem Niveau und bezüglich der naturheilkundlichen Therapien mindestens die Ausbildung auf Niveau des Humanheilpraktikers. Sie lehrt sowohl Theorie als auch Praxis und schließt mit einer von der Ausbildungseinrichtung unabhängigen Prüfung (z. B. durch einen Tierheilpraktikerverband) ab.

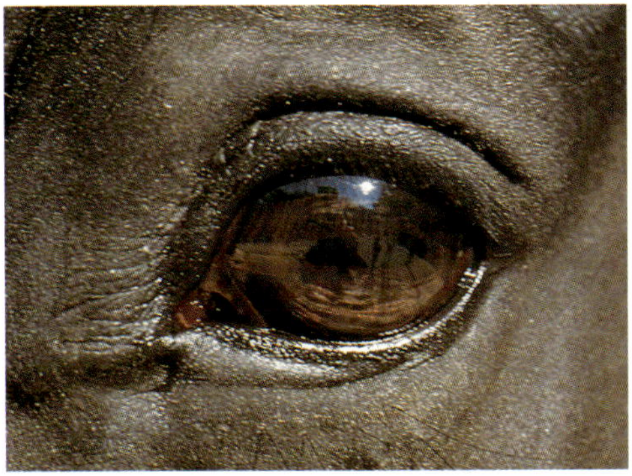

Das Auge gilt als Spiegel der Seele

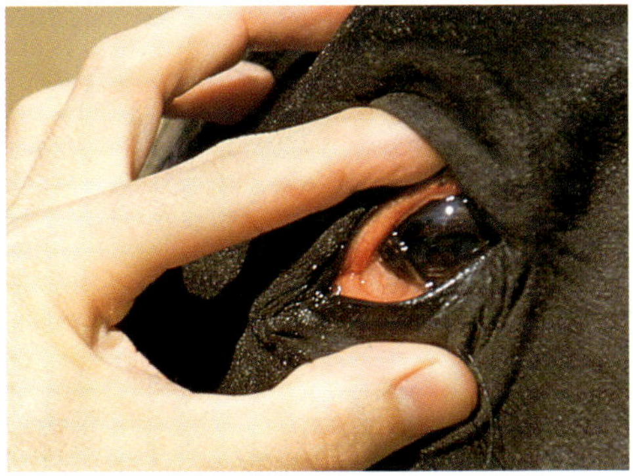

Eine Untersuchung muss mit großer Vorsicht erfolgen

Aus- und Fortbildung – und das gilt für alle drei beschriebenen Gruppen – bedeuten in der Regel mehrmonatige, meist jedoch eher mehrjährige Studien und Praktika. Weder Homöopathie, Akupunktur, Physiotherapie oder eine andere naturheilpraktische Therapieart noch die fundierte Grundausbildung bezüglich der Anatomie und Physiologie des Pferdes sind in einem einzelnen Wochenendkurs vermittelbar. Jene Zweitageskurse, die sich besonders in Sachen Homöopathie und Akupunktur zunehmend an Ärzte, Tierärzte und Pferdehalter richten, vermitteln keine Therapieart, sondern höchstens eine Handvoll Rezepte, die leichte »Wehwehchen« lindern können.

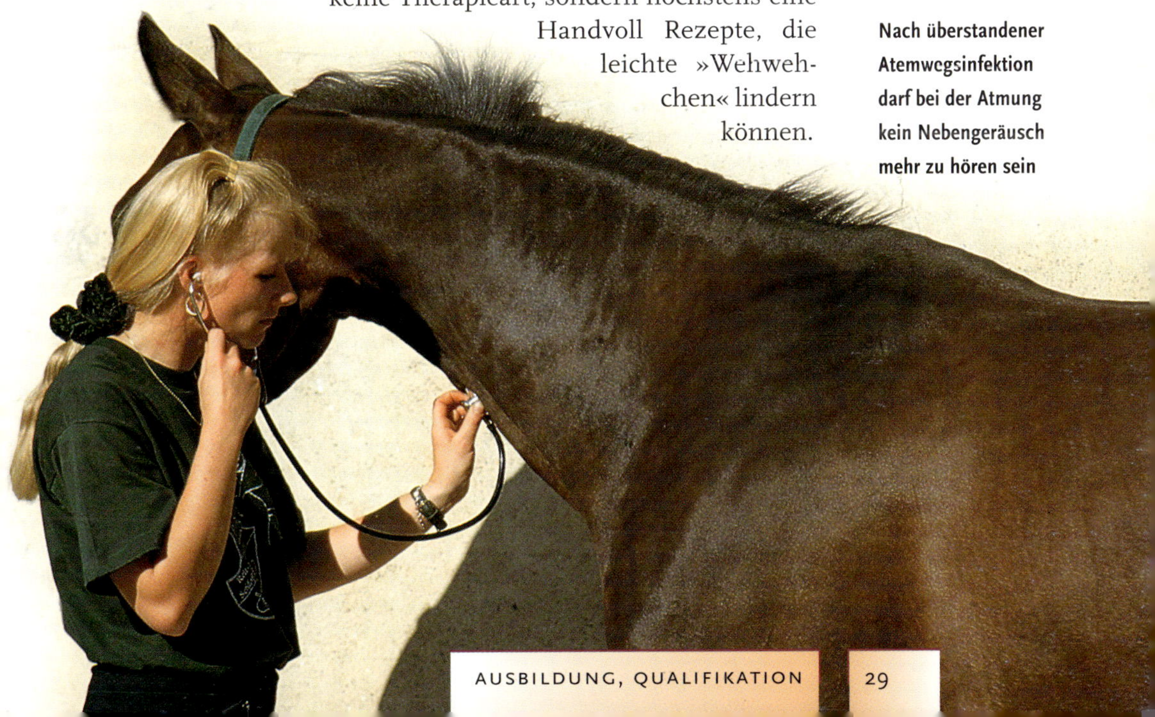

Nach überstandener Atemwegsinfektion darf bei der Atmung kein Nebengeräusch mehr zu hören sein

## ▸ Tierarzt und Tierheilpraktiker: Unterschiede und Gemeinsamkeiten

Wenn das Pferd Beschwerden hat, ist es für den Pferdebesitzer häufig schwer zu beurteilen, ob er jetzt eher den Tierarzt oder zunächst den THP rufen soll. Die Ansichten und Einschätzungen zu dieser Frage gehen unter Tierärzten, THP und Pferdebesitzern häufig weit auseinander. Eine generelle Abgrenzung, wann wer zu rufen ist, lässt sich meines Erachtens nicht treffen.

**Als Faustregel** würde ich allerdings empfehlen, in folgenden Fällen immer **sofort (auch) den Tierarzt** hinzuzuziehen:

- **bei lebensbedrohlichen Zuständen** (z. B. akuter Erstickungsanfall, lebensbedrohliches Fieber, Verletzungen mit extrem großem Blutverlust, Schocksymptome, akute Geburtsprobleme etc.),
- **bei Problemen, die eventuell Chirurgie erfordern** (z. B. Brüche, Sehnen- und Bänderrisse, schwere Kolik, große Verletzungen etc.),
- **Bei Problemen, die vermutlich dem Tierarzt vorbehaltene Diagnostik erfordern** (z. B. Röntgen),
- **bei Verdacht auf eine seuchenartige Infektionserkrankung.**

Ansonsten ist meiner Ansicht nach die Entscheidung individuell vom Fall und von den jeweiligen Voraussetzungen abhängig zu machen. Wenn Sie sowohl über einen aufgeschlossenen Tierarzt als auch über einen seriösen THP in Ihrer Umgebung verfügen, werden Sie ohnehin keine gravierenden Entscheidungsprobleme haben. Ein guter THP wird aufgrund seiner Ausbildung genau seine Möglichkeiten und Grenzen abschätzen können. Er wird also, falls Sie den Fall Ihres Pferdes falsch eingeschätzt haben, von sich aus zum Hinzuziehen des Tierarztes raten. Auf der anderen Seite wird auch ein aufgeschlossener Tierarzt keine Berührungsängste mit dem THP haben. Er wird also, insbesondere wenn er weiß, dass

**Der Markt für Naturheilkräuter expandiert – doch im Futtermittelhandel erhältliche Fertigmischungen für bestimmte Probleme sind auf ihre Zusammensetzung zu überprüfen und können keine Wunder bewirken**

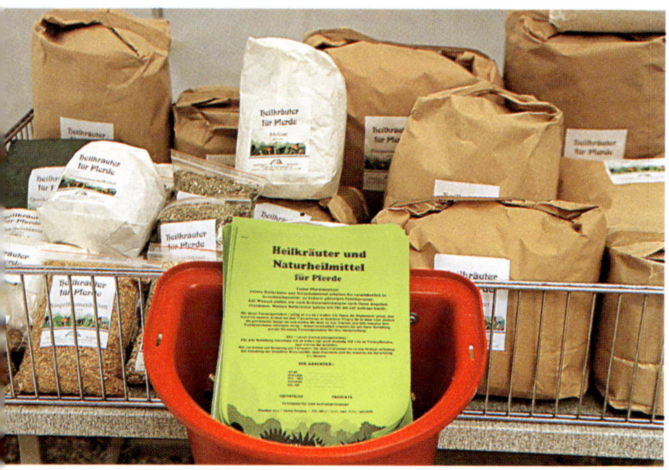

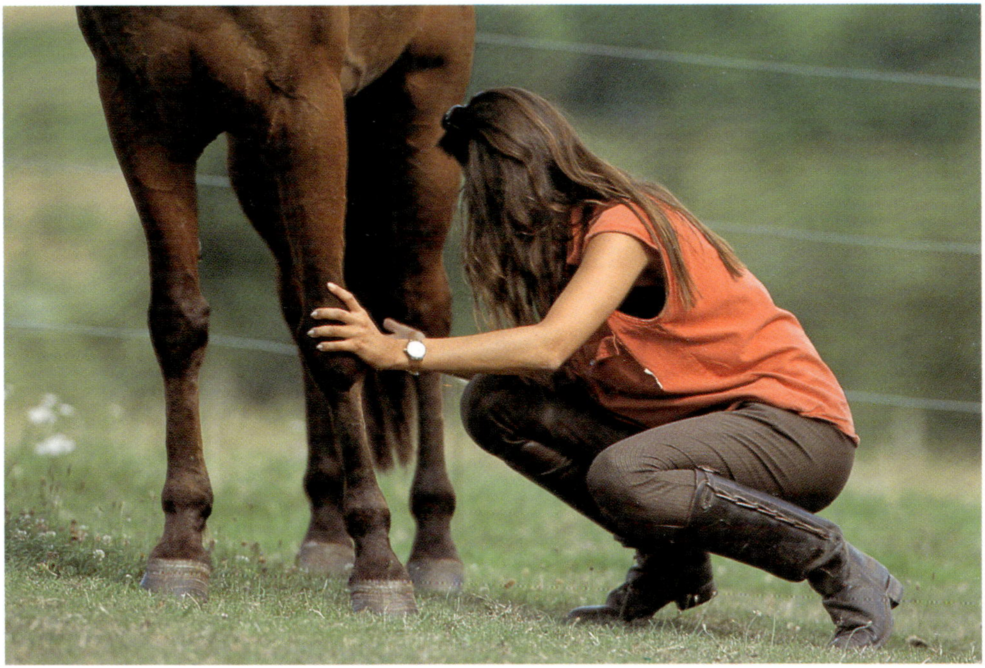

Sie für Naturheilkunde offen sind, in angezeigten Fällen entweder von sich aus zum Hinzuziehen des THPs raten oder aber zumindest keine Probleme damit haben, wenn Sie selbst den THP hinzurufen.

Ein seriöser Tierheilpraktiker nimmt sich ausreichend Zeit für eine genaue Untersuchung des Pferdes und eine differenzierte Diagnostik

Eine viel wichtigere Frage, die Sie sich nach Möglichkeit schon stellen sollten, bevor Ihr Pferd mal erkrankt, ist, ob und wenn ja, was für ein THP mit seriöser Ausbildung überhaupt in Ihrer erreichbaren Nähe sitzt. Wenn der nächste gute THP 200 Kilometer entfernt praktiziert, dann ist es in akuten Fällen immer sinnvoll, zunächst den näheren Tierarzt zu konsultieren.

Wenn andererseits ein THP in Ihrer unmittelbaren Umgebung praktiziert, also auch bei akuten Problemen durchaus rufbar ist, stellt sich die Frage, auf welche Therapiearten Ihr Tierheilpraktiker spezialisiert ist. Würden Sie einen THP, der ausschließlich auf z. B. Physiotherapie, Diätetik oder Verhaltenstherapie ausgerichtet ist, beispielsweise zu einem Pferd mit akuter Bronchitis rufen, würde dieser THP Sie ohnehin nur an den ortsansässigen Tierarzt oder aber einen entfernteren Kollegen verweisen können.

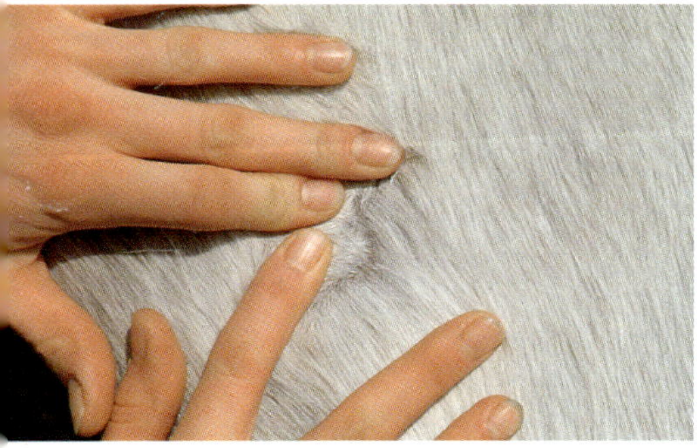

**Haut und Haarkleid des Pferdes geben Aufschluss über den Gesundheitszustand**

Egal, ob Sie sich für den Tierarzt oder den THP als ersten Schritt entscheiden, schauen Sie sich genau an, wie der auserkorene Therapeut vorgeht: Nach der Erstversorgung akuter, eventuell lebensbedrohlicher Symptome sollte eine je nach Fall mehr oder weniger umfangreiche, ausführliche Diagnostik folgen. Erst wenn diese zu einem eindeutigen Ergebnis führt, kann ein Therapeut wirklich sinnvoll und dabei für den Organismus so wenig belastend wie möglich therapieren. Das bedeutet auch, dass Sie Ihrem Therapeuten die entsprechende Zeit für ausführliche Diagnostik mit den damit verbundenen Kosten einräumen müssen. Ein guter Therapeut wird Ihnen jede Ihrer Fragen für Sie als Laien verständlich und ausführlich beantworten und genau begründen können, warum er welche diagnostischen oder therapeutischen Maßnahmen ergreifen will. Stellen Sie also Fragen und lassen Sie nicht locker, bis Sie es verstehen. Ihr Pferd und damit Sie sind der zahlende Kunde. Sie sollten nicht aus falscher Rücksichtnahme auf den »Stolz« des Therapeuten, aus vermeintlicher Ehrfurcht vor dem »weißen Kittel«, aus der Angst heraus, Ihr Therapeut könnte beleidigt sein oder Ihre Frage für dumm halten, darauf verzichten, Qualifikationen, diagnostische und therapeutische Maßnahmen genau zu hinterfragen.

Wenn Ihnen nach der Erstversorgung, während der Untersuchung oder im Verlauf Ihrer Fragen etwas »sonderbar« vorkommt, wenn Sie irgendwelche Zweifel hegen, dann sollten Sie diese dem Tierarzt oder THP gegenüber offen ansprechen. Hat er gewissenhaft gearbeitet, wird er niemals etwas dagegen haben, wenn Sie eine zweite Meinung einholen oder aber eine gemeinsame Behandlung durch Tierarzt und THP wünschen. Entscheidend ist hier lediglich, dass Sie von Anfang an beiden Therapeuten gegenüber ehrlich sind. Optimal ist es, wenn Tierarzt und THP in so einem Fall gemeinsam weitertherapieren. Zumindest aber müssen sie darüber informiert sein, dass ein anderer Therapeut parallel am Pferd therapiert. Andernfalls könnten die Therapien mangels Abstimmung aufeinander erfolglos bleiben oder im schlechtesten Fall, wenn z. B. zwei verschiedene Arzneimittel sich nicht vertragen, sogar gefährlich für das Pferd werden.

- **Das müssen Sie leisten für eine erfolgreiche Therapie:**
  Ihr volles Vertrauen in Tierarzt oder Tierheilpraktiker, absolute Ehrlichkeit, Ihre Geduld (Zeit für solide Diagnostik und Therapie), Ihre Verlässlichkeit (die Bereitschaft, therapeutische Anweisungen genau zu befolgen).
- **Darauf haben Sie Anspruch:**

Sie können eine einwandfreie »Dienstleistung« erwarten, die optimale Therapie für Ihr Pferd, die nach bestem Wissen und Gewissen ausgeführt und nicht teurer als nötig wird. Sämtliche Fragen hinsichtlich der Qualifikation und der diagnostischen und therapeutischen Möglichkeiten und Maßnahmen sollten Ihnen beantwortet werden.

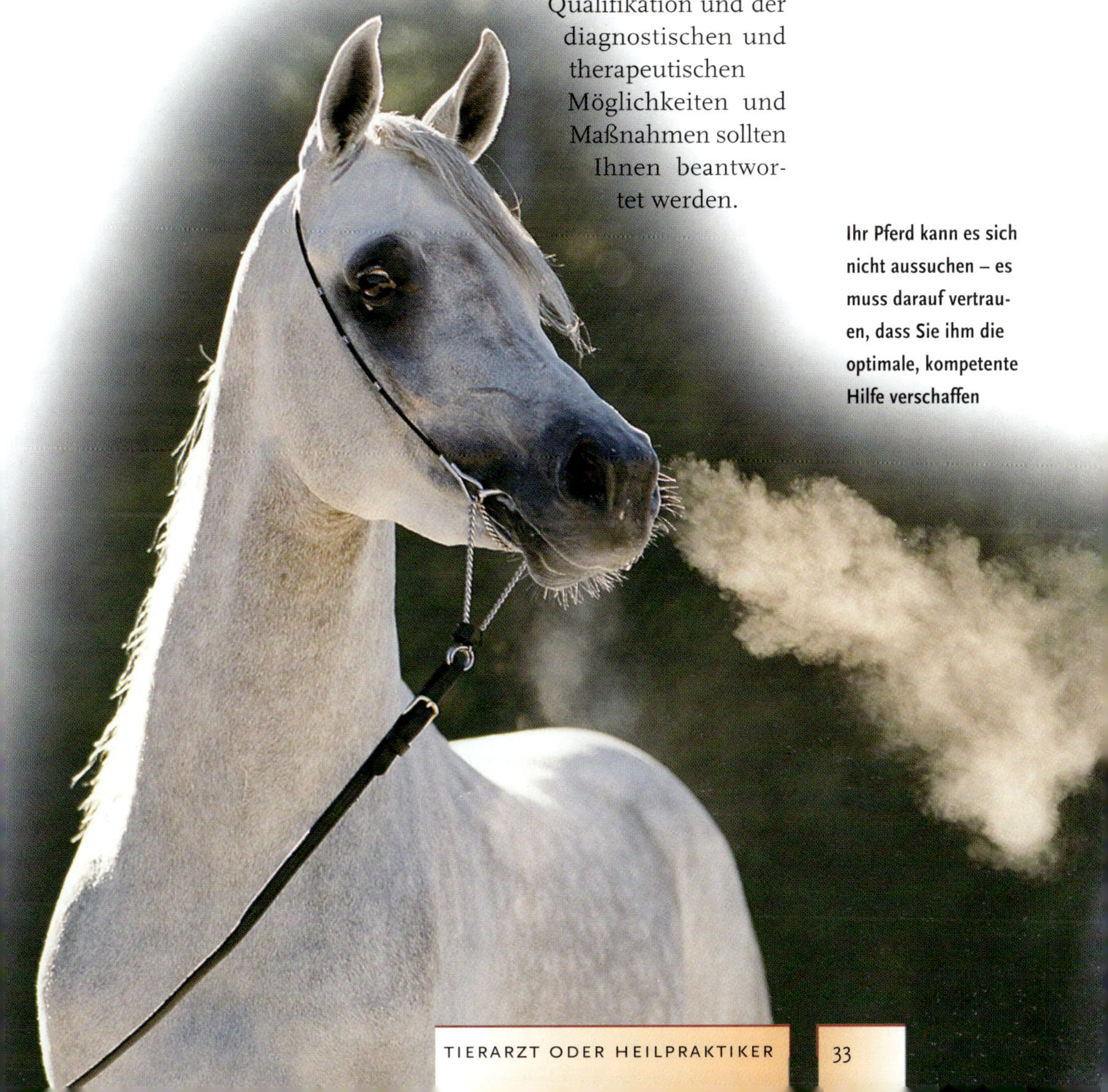

**Ihr Pferd kann es sich nicht aussuchen – es muss darauf vertrauen, dass Sie ihm die optimale, kompetente Hilfe verschaffen**

Das Vorführen des Pferdes im Schritt und Trab zeigt dem Therapeuten nicht nur Bewegungs- und Haltungsstörungen, sondern sagt ihm auch viel über den psychischen Zustand seines Patienten

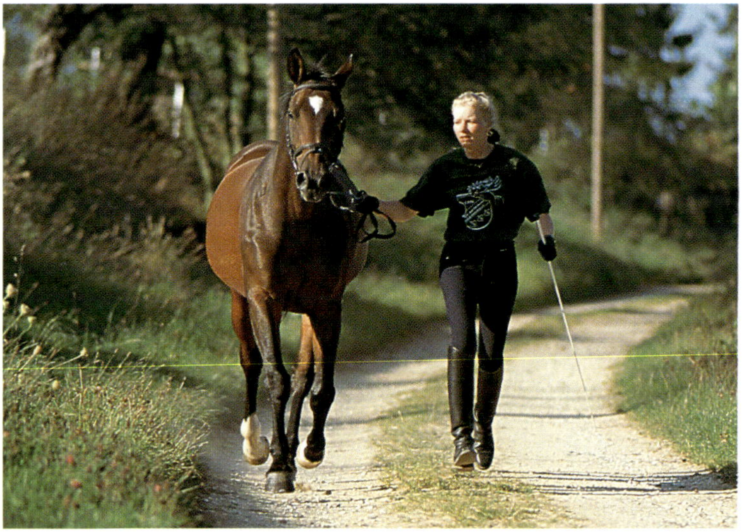

## ▸ Die Fachbereiche der Tierheilpraktiker

Naturheilkunde ist ein mindestens ebenso weites Feld wie die Schulmedizin. Es gibt eine Vielzahl von unterschiedlichsten Therapiearten, denen anders als in der Schulmedizin häufig auch noch höchst unterschiedliche Philosophien zu Grunde liegen. Viele dieser Therapiearten verwenden natürliche physikalische oder chemische Prozesse, die wissenschaftlich vollkommen nachvollziehbar sind und in der Regel auch von den größten Kritikern aus der Schulmedizin anerkannt werden (z. B. Physiotherapie, Phytotherapie). Andere Therapiearten basieren auf völlig anderen als

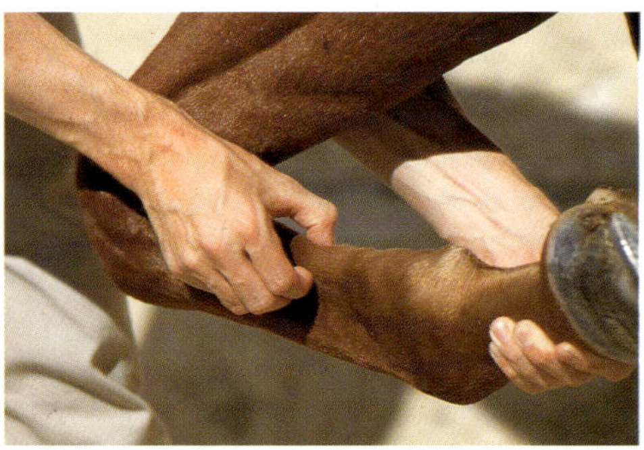

Sehnenprobleme: oft Symptom für falsches Training

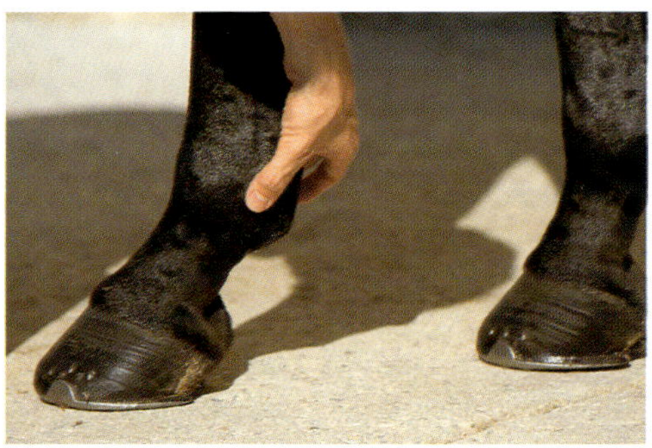

Das Pulsmessen am Fesselgelenk erfordert einige Übung

unserer Wissenschaft nachvollziehbaren Weltbildern oder arbeiten mit z. B. energetisch oder feinstofflich wirkenden Mitteln und Anwendungen, deren Wirkungsweise mit dem heutigen Stand der westlichen Wissenschaft immer noch nicht oder nicht eindeutig nachweisbar ist (z. B. Homöopathie, Bach-Blütentherapie, Bereiche der Traditionellen Chinesischen Medizin (TCM), Bioresonanztherapie etc.). Diese Therapiearten werden heiß diskutiert. Es gibt scharfe Kritiker, die sie im schlimmsten Fall gar als Scharlatanerie, Betrug oder Placeboeffekt abtun, und jene, die meist aus eigener positiver Erfahrung oder aus dem Verständnis für die völlig andere Philosophie heraus von diesen Therapiearten und ihrer Wirkung fest überzeugt sind.

Es gibt eine Reihe großer, klassischer Therapiearten, die eine sehr lange Geschichte haben, die viel älter als die Schulmedizin sind, zum Teil sogar so alt wie die Menschheit selbst (z. B. Phytotherapie). Diese großen Therapiearten sind so umfangreich, dass es unter Umständen sogar jahrelange Studien erfordert, um nur diese eine Therapieart wirklich als Spezialist beherrschen zu können (z. B. TCM). Darüber hinaus gibt es eine Vielzahl kleinerer Therapiearten, die meist aufgrund ihres eingeschränkten Einsatzspektrums oder ihrer Einfachheit vergleichsweise schnell zu erlernen sind (z. B. Blutegeltherapie).

In der Tiermedizin gibt es darüber hinaus anders als in der Humanmedizin noch mehr als ebenso viele zum Teil grundverschieden funktionierende Organismen. So gibt es Tierarten, deren physiologische und/oder anatomische Voraussetzungen ähnlich sind, wo man also, nachdem man die eine Tierart stu-

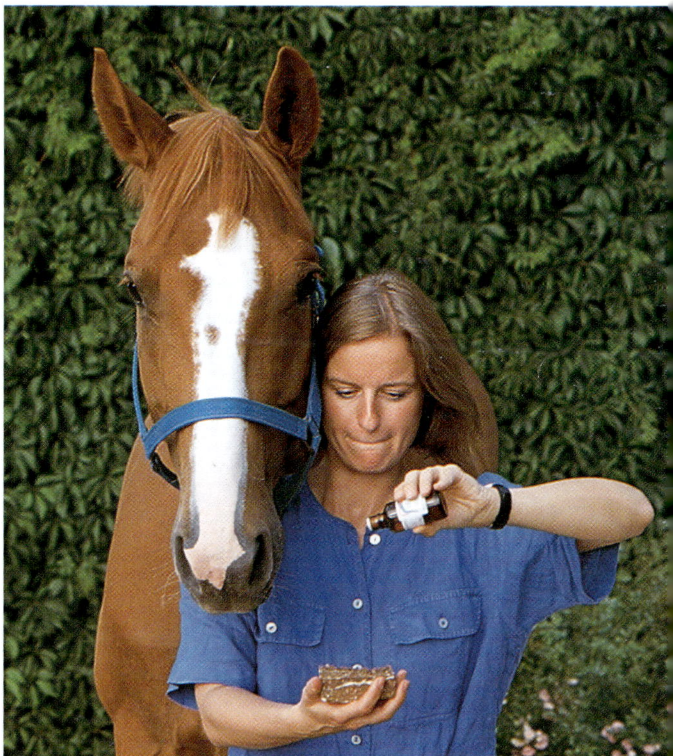

**Lässt sich ein Pferd naturheilkundliche Arzneimittel nur ungern direkt ins Maul geben, kann man sie auf ein Stück Brot oder Zucker tröpfeln**

**PROFI·TIPP**

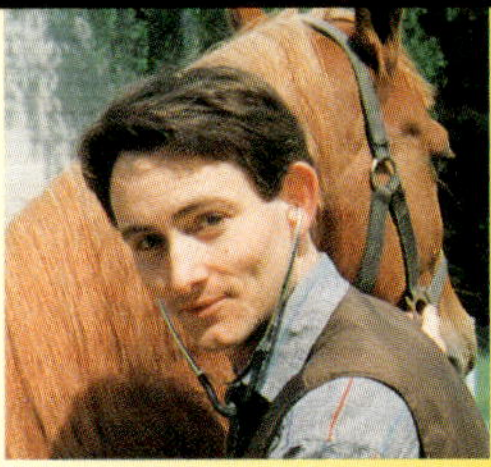

**Dr. Jürgen Bartz**

Ist der Kot des Pferdes breiig, kann unter Verfütterung von gutem Heu und Sauermilchprodukten (1 l Joghurt täglich mit wenig Kleie) bis zu drei Tagen abgewartet werden. Dann aber muss der Tierarzt kommen. Wässriger Kot und Durchfall mit Koliksymptomen oder Fieber erfordern sofort den Tierarzt.

diert hat, vergleichsweise einfach auch die Kenntnisse über die andere Tierart hinzuerlernen kann (z. B. Hund und Katze), und es gibt Tierarten, die sich so sehr von den anderen unterscheiden, dass der Erwerb ausreichender Kenntnisse ein weiteres, unter Umständen mehrjähriges Studium erfordern würde (z. B. Pferde und Krokodile).

Diese große Vielfalt sowohl bei den Tierarten als auch bei den Therapiearten macht es zwangsläufig erforderlich, dass sich ein Tierheilpraktiker, wenn er wirklich tief greifende, solide Kenntnisse erwerben will, mehr oder weniger spezialisiert.

Sein Praxisschild sollte diese Spezialisierungen sowohl hinsichtlich der Tierarten als auch hinsichtlich der Therapiearten ausweisen. Je nachdem wie umfangreich die Therapiearten und wie ähnlich sich die Tier- oder die Therapiearten sind, finden sich mehrere oder nur einzelne Therapie- oder Tierarten auf den Praxisschildern.

Bei den Tierarten gibt es bei seriösen Tierheilpraktikern eigentlich immer eine Eingrenzung. Entweder wirklich auf eine Tierart (z. B. Pferde) beschränkt oder aber zumindest die Eingrenzung auf eine Gruppe von Tierarten (z. B. große oder kleine Haus- und Nutztiere, Exoten, Zootiere etc.).

Bei den Therapiearten finden sich sowohl auf große und vielleicht auf noch ein paar kleine Therapiearten beschränkte Spezialisten als auch allgemeine Heilpraktiker, die unter Umständen keine Therapien als Spezialgebiet benennen. Diese zweitgenann-

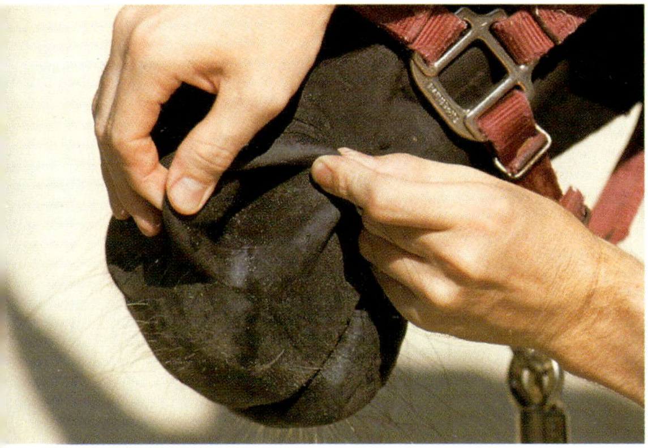

Ein gesundes Pferd zeigt keinen Auswurf in den Nüstern

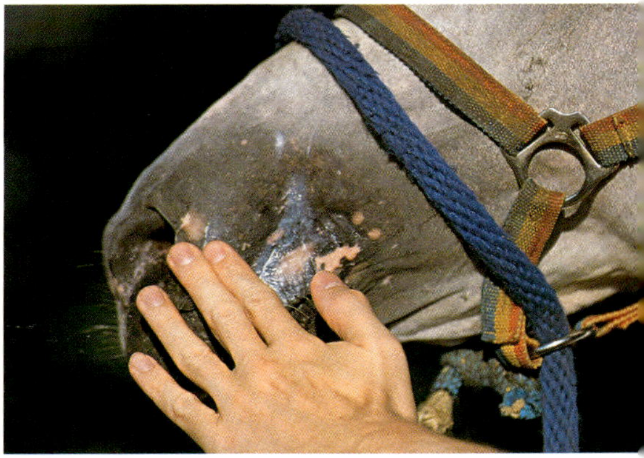

Sonnenbrand wird mit lindernder Salbe behandelt

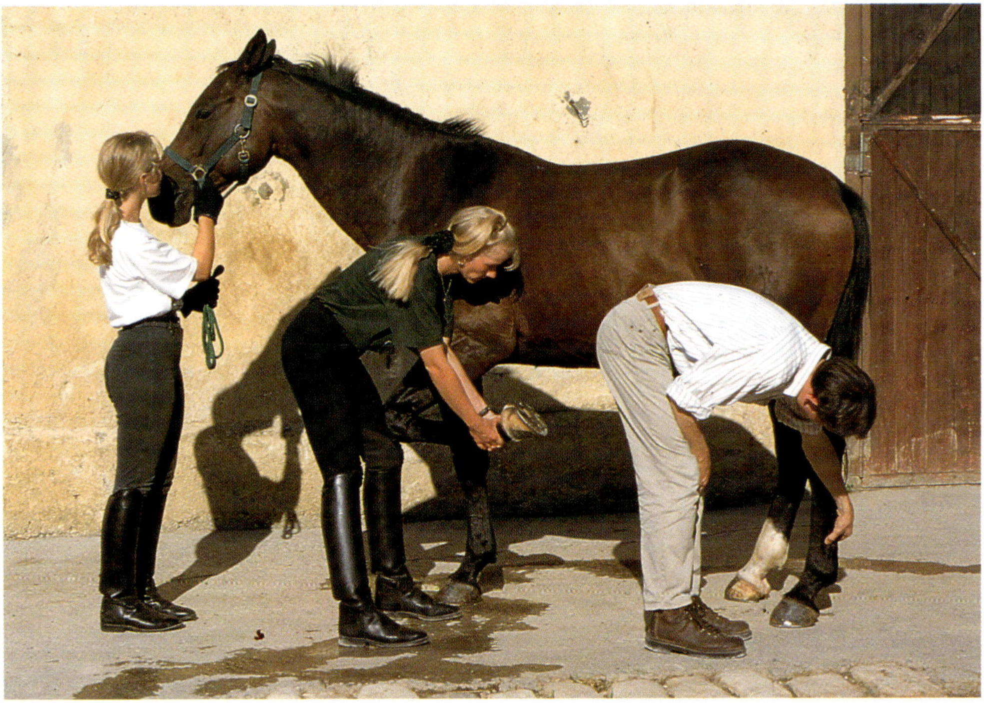

Damit das Pferd beim Abtasten der hinteren Beugesehnen ruhig steht und die Hinterbeine belastet, wird ein Vorderbein aufgehalten

ten Therapeuten (immer vorausgesetzt, es handelt sich um seriös ausgebildete Therapeuten) haben in der Regel im Rahmen ihrer Ausbildung aus allen wichtigen Naturtherapien die absoluten Grundlagen so weit erlernt, dass sie einerseits leichtere »Alltagsbeschwerden« therapieren können und andererseits in der Lage sind, bei schwerwiegenden Problemen zu beurteilen, für welche Therapieart sie idealerweise in dem speziellen Fall einen spezialisierten Kollegen hinzuziehen.

Meistens findet man unter den Spezialisten Therapeuten, die sich auf eine Tierart und ein oder zwei große sowie ein oder zwei kleine Therapiearten spezialisiert haben, oder solche, die mehrere ähnliche Tierarten mit einer großen und eventuell ein paar kleinen Therapiearten behandeln.

Sehr kritisch sollte man vor allem solche Therapeuten betrachten, die behaupten, sie würden alle Naturtherapien beherrschen und alle Tiere behandeln. Aus meiner Sicht kann das nur Scharlatanerie sein.

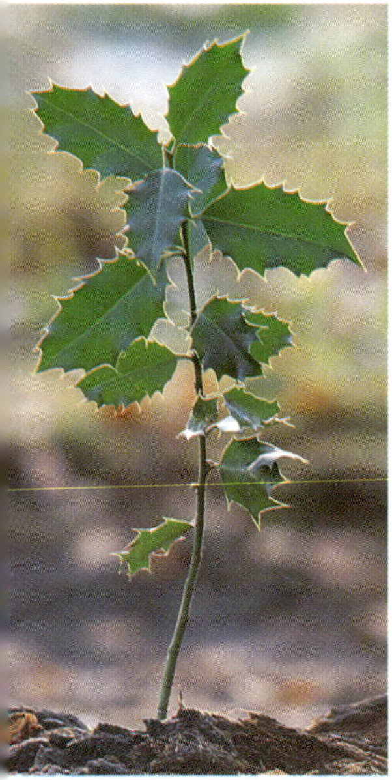

Die Stechpalme zählt zu den Giftpflanzen. Therapeutisch kommt sie mancherorts in entsprechender Zubereitung bei Bronchitis oder Rheuma zum Einsatz

## Kriterien für einen seriösen Tierheilpraktiker

Zeitschriften, Zeitungen und Internet sind heute voll mit Angeboten von Tierheilpraktikern. Hinter vielen dieser Angebote verbergen sich jene bereits am Anfang erwähnten Trittbrettfahrer. Als Pferdebesitzer hat man es da zunächst sehr schwer, einen seriösen THP zu finden.

Am einfachsten ist es natürlich, wenn man einen THP womöglich sogar gleich von mehreren vertrauenswürdigen Bekannten empfohlen bekommt. Doch was, wenn ich solche Empfehlungen nicht habe?

Es gibt bei uns in Deutschland zur Zeit mehrere Tierheilpraktikerverbände. Diese Verbände sind auf Privatinitiative einzelner Tierheilpraktiker und Ausbildungseinrichtungen entstanden.

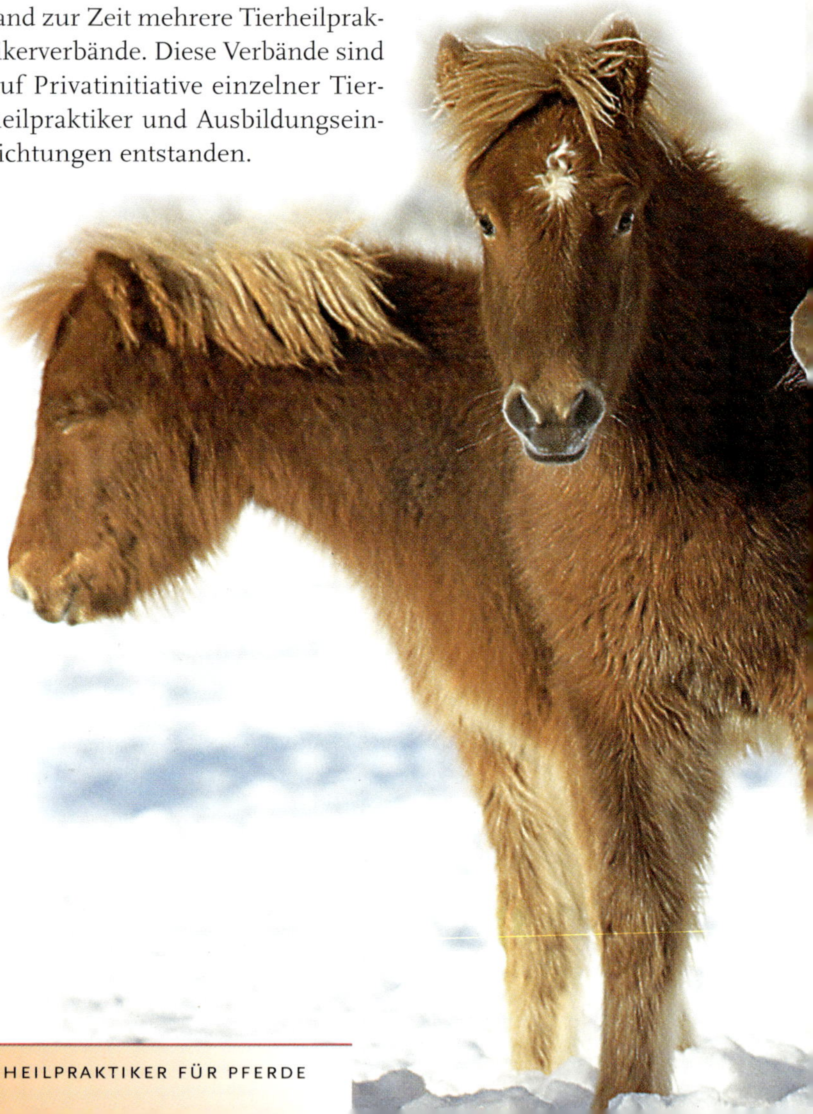

Die Gründe waren meistens ähnlich:

- Der Ruf der fundiert ausgebildeten Tierheilpraktiker litt unter dem Pfusch unausgebildeter »Kollegen«;
- der Wunsch, dem Berufsbild »Tierheilpraktiker« auch staatliche Anerkennung zu verschaffen (daran arbeiten die Verbände immer noch intensiv), um endlich eine Mindestausbildung sicherzustellen,
- die Etablierung fundierter privater Ausbildungsangebote und die Bekämpfung unzureichender Ausbildung (z. B. Fernstudien);
- eine effektive Information der Öffentlichkeit über das Berufsbild und die jeweiligen Qualifikationen der Therapeuten.

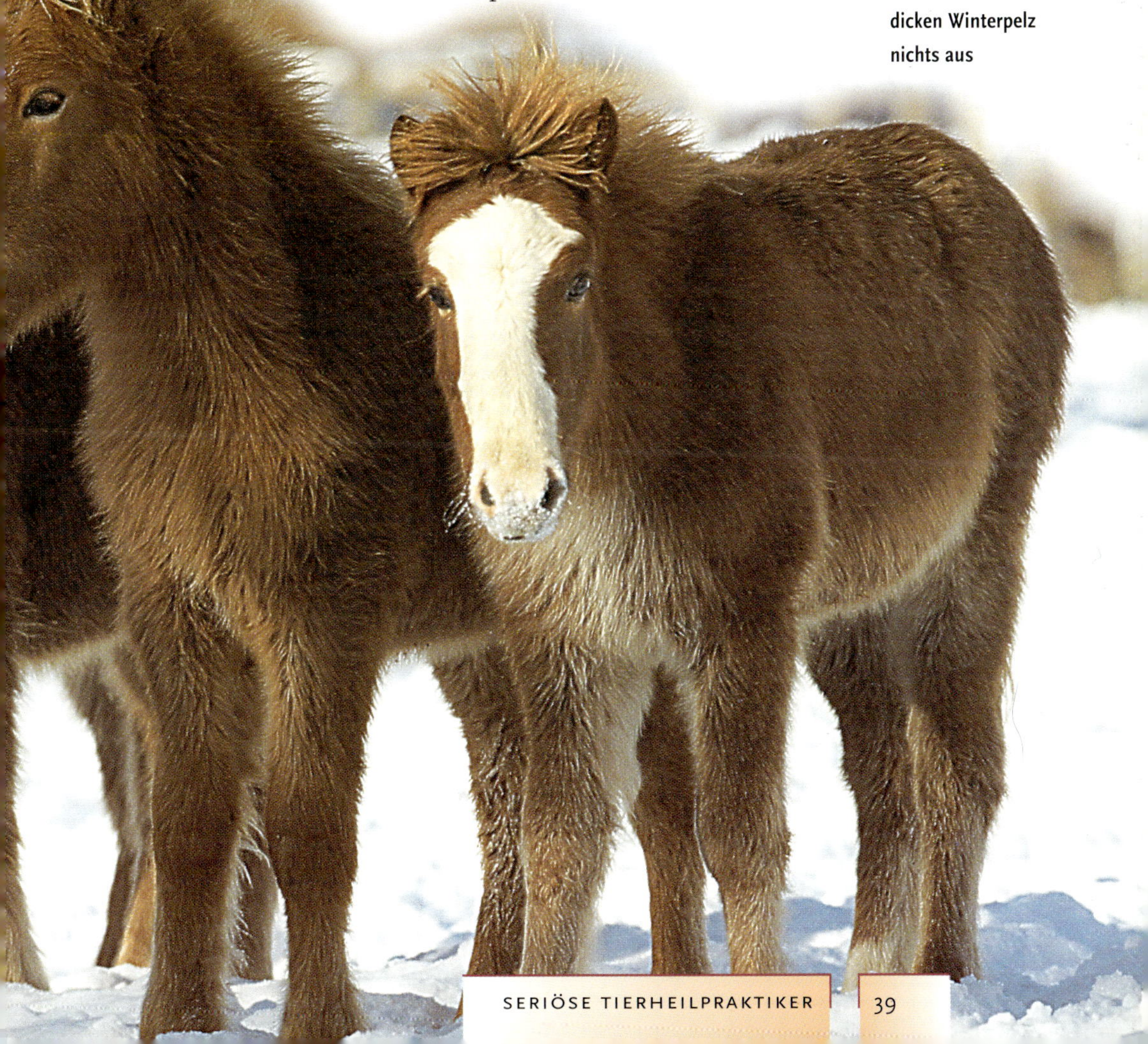

Trockene Kälte, Eis und Schnee machen den Isländern im dicken Winterpelz nichts aus

Mitglieder dieser Verbände unterwerfen sich freiwillig den Verbandssatzungen, die unter anderem z. B. bestimmte Ausbildungsnachweise fordern; ähnlich wie tierärztliche Verbände regelmäßigen Besuch von Fort- und Weiterbildungsmaßnahmen ihrer Mitglieder verlangen und »Werbung« reglementieren. Einige Verbände sitzen mittlerweile sogar fest im Prüfungsausschuss verschiedener Bildungseinrichtungen für Tiernaturheilkunde, so dass Unabhängigkeit bei der Prüfung sichergestellt wird.

Die Verbände empfehlen ausschließlich THP, die nachweislich mit abgeschlossener Ausbildung praktizieren. Verbandsmitglieder verpflichten sich außerdem freiwillig, nicht zu praktizieren, bevor ein solcher Abschluss vorliegt. Darüber hinaus kann der Verband dem Pferdebesitzer meist umfangreich Auskunft geben über die Qualität der vom auserkorenen THP angegebenen Ausbildungsreferenzen. Der Anruf bei einem Tierheilpraktikerverband ist also für den Pferdebesitzer ein sehr guter und einfacher Weg.

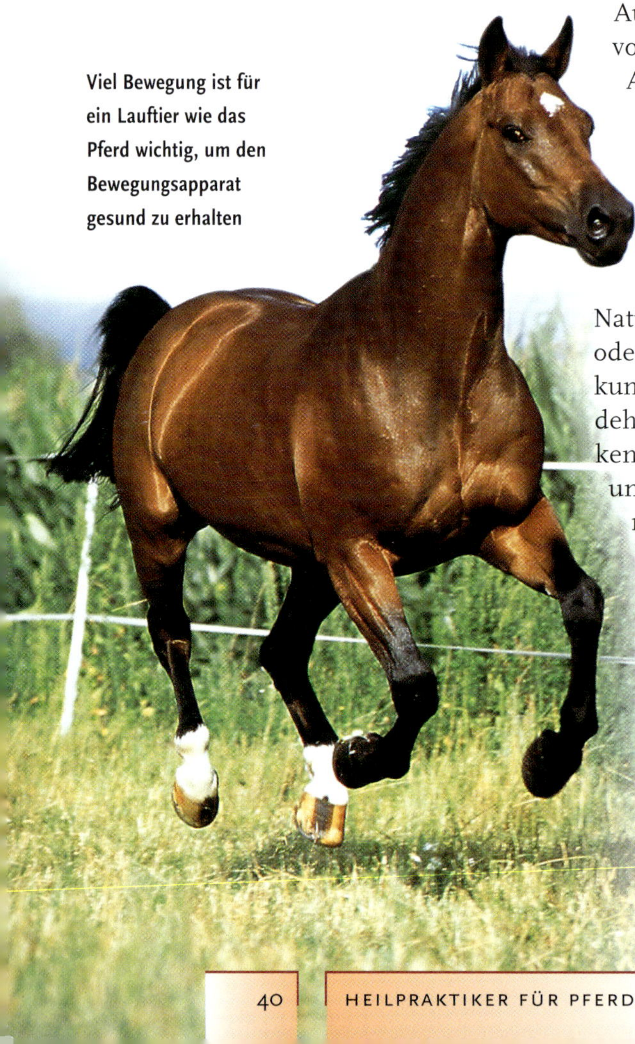

**Viel Bewegung ist für ein Lauftier wie das Pferd wichtig, um den Bewegungsapparat gesund zu erhalten**

Ein Weg übrigens, den ich auch jedem empfehlen würde, der mit dem Gedanken spielt, selbst Naturheilkunde für Tiere zu studieren, oder nur einfach an einem naturheilkundlichen Fortbildungsangebot für Pferdehalter interessiert ist. Die Verbände kennen jene Ausbildungseinrichtungen und Fortbildungsangebote, von denen man besser abrät, sehr genau. Ein Anruf beim Tierheilpraktikerverband, bevor Sie Ihre Unterschrift unter einen Vertrag setzen, kann viel Geld und Ärger sparen.

Abschließend nicht unerwähnt sollte auch bleiben, dass es als Informationsquelle darüber hinaus einen Verband gibt, in dem sich speziell naturheilkundlich praktizierende Tierärzte zusammengeschlossen haben.

## Wichtige Adressen

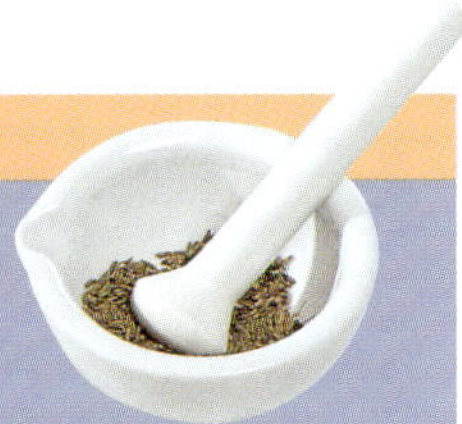

- **VFT – VERBAND FREIER TIERHEILPRAKTIKER E.V.**
  Auestr. 99, 27432 Bremervörde
  Tel.: 04764-1242 Fax: 04764-1348

- **THP – VERBAND DER TIERHEILPRAKTIKER DEUTSCHLANDS E.V.**
  Kirchgasse 7, 74582 Gerabronn
  Tel.: 07952-6266 Fax: 07952-6787

- **DTU – DEUTSCHE TIERHEILPRAKTIKER UNION E.V.**
  Burgauerstr. 4, 89358 Kammeltal
  Tel.: 08223-1304 Fax: 08223-2757

- **DGT – DEUTSCHE GESELLSCHAFT DER TIERHEILPRAKTIKER E.V.**
  Husemannstr. 25–27, 45879 Gelsenkirchen
  Tel.: 0209-201313 Fax: 0209-22933

- **GESCHÄFTSSTELLE DER KOOPERATION DER TIERHEILPRAKTIKERVERBÄNDE DEUTSCHLANDS**
  Kirchgasse 7, 74582 Gerabronn
  Tel.: 07952-666 Fax: 07952-6787

- **GGTM – GESELLSCHAFT FÜR GANZHEITLICHE TIERMEDIZIN E.V.**
  Auskunftsstelle ZÄN
  (Zentralverein der Ärzte für Naturheilverfahren)
  Alfredstr. 21
  7220 Freudenstadt
  www.ggtm.de

Gegen Einsendung von 5 DM in Briefmarken wird eine Adressenliste aller Tierärzte verschickt, die naturheilkundliche Therapien einsetzen.

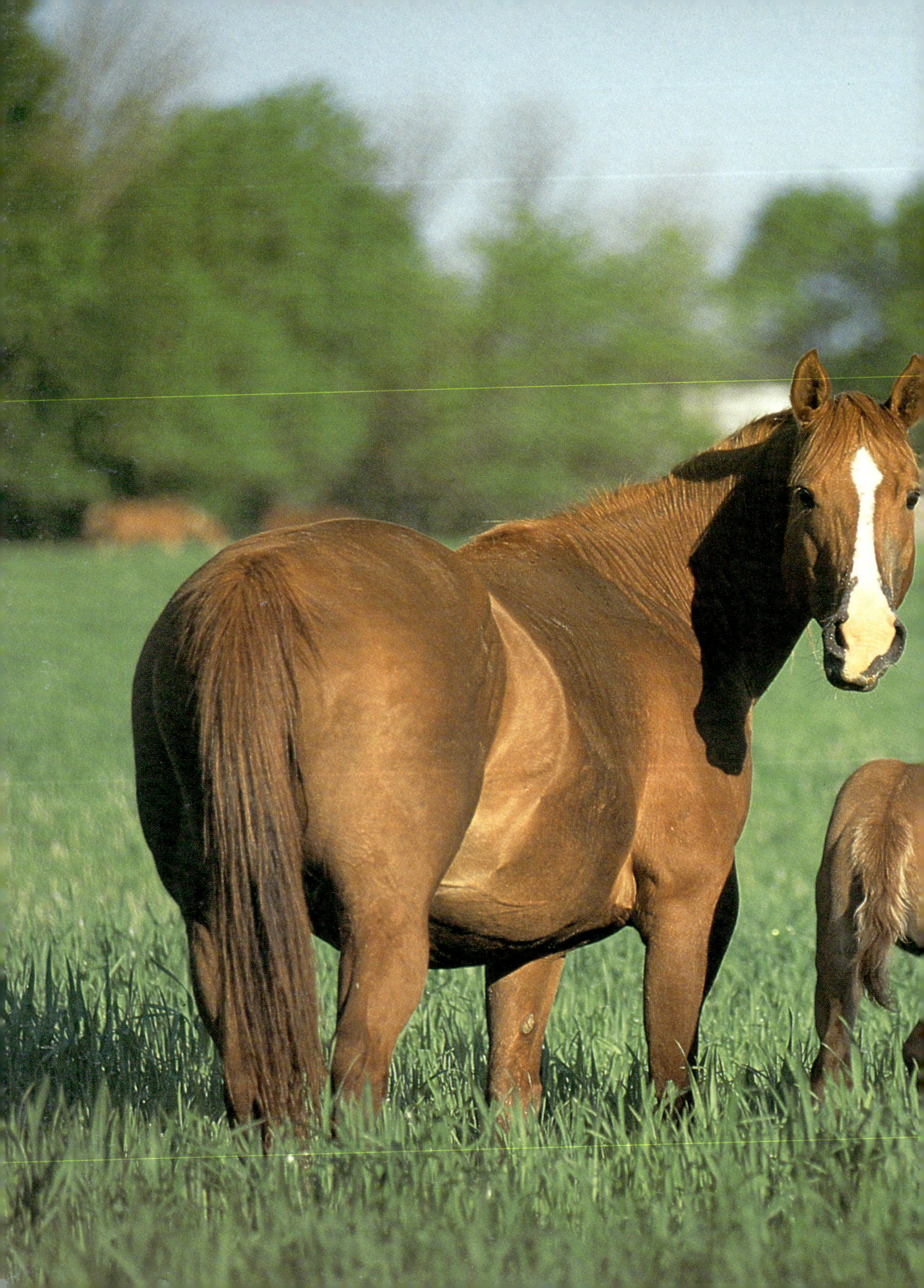

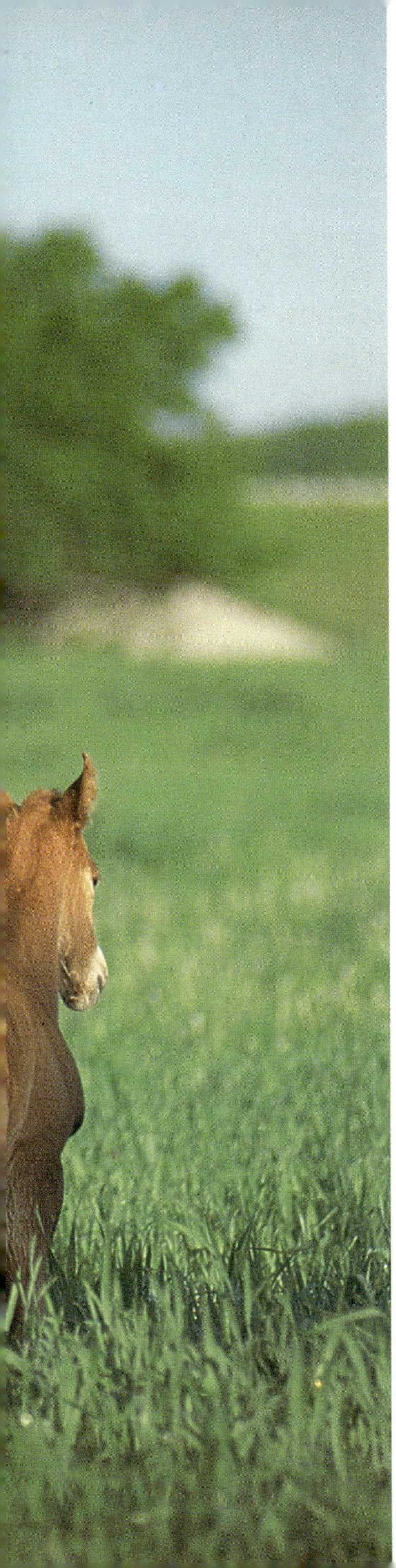

# Naturheilkundliche Therapien

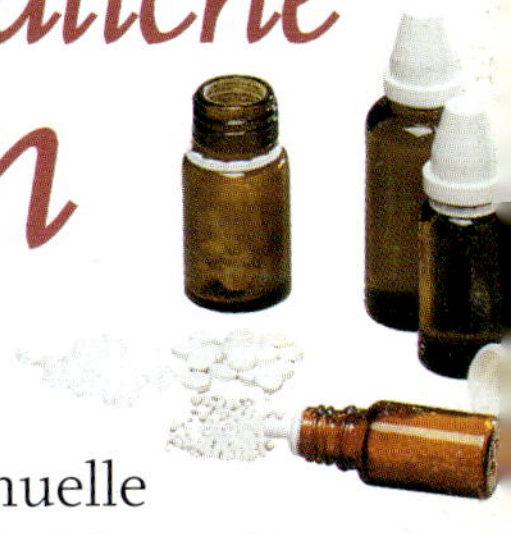

Physiotherapie, TCM, Homöopathie, Magnetfeldtherapie, manuelle Therapie, Humoraltherapie und viele mehr.

Eine verwirrende Vielzahl von Therapiearten finden sich unter dem Begriff Naturheilkunde. Wollte man alle existenten Therapien vorstellen, würde es mehrere Bücher füllen.

Nachfolgend stelle ich einige jener Therapiearten vor, die im Zusammenhang mit Pferden zu den häufig gehörten, besonders oft angewandten oder aus meiner Erfahrung sehr erfolgreichen Therapiearten zählen.

Sie werden in diesem Buch vergeblich nach einer Art »Do-It-Yourself«-Anleitung suchen, denn ohne fundierte Ausbildung ist auch der Einsatz naturheilkundlicher Therapien selten Erfolg versprechend und häufig gefährlich. Die nachfolgende Vorstellung der Therapiearten soll dem Pferdebesitzer ein Grundverständnis dessen vermitteln, was sich hinter den Namen versteckt. Es soll als Entscheidungshilfe für eine Therapieart bei einem bestimmten Problem dienen und dem Pferdebesitzer ermöglichen, die Qualifikation und das Tun des Therapeuten besser hinterfragen zu können.

# »Sanfte« Heilmethoden *ganz stark*



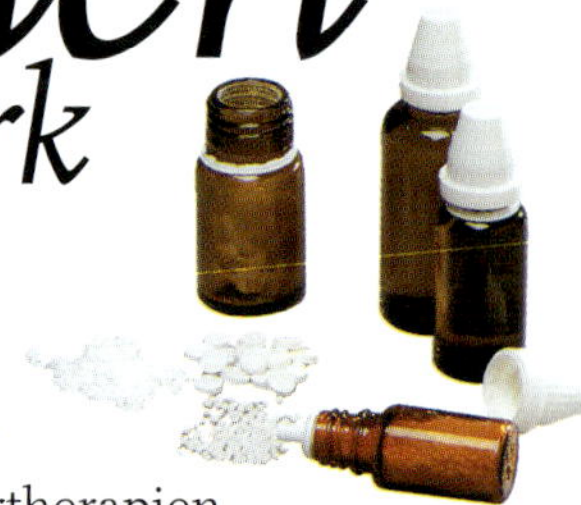

## ▶ Phytotherapie – Kräuterheilkunde

Kräuterheilkunde zählt zu den ältesten Naturtherapien der Welt, ist vielleicht sogar älter als die Menschheit selbst. Berichten über Beobachtungen im Tierreich ist immer wieder mal zu entnehmen, dass einzelne Tiere vorübergehend bevorzugt Pflanzen aufnehmen, die normalerweise nicht auf ihren Speiseplan gehören. Gelegentlich lässt sich beweisen, dass das betreffende Tier unter Beschwerden leidet, die genau durch jene Pflanze therapierbar sind. Aufgrund dieser Beobachtungen hält sich hartnäckig die These, dass sich auch Tiere instinktiv die Heilkräfte der Kräuter zu Nutze machen können. Die These ist umstritten, denn ein wissenschaftlichen Anforderungen genügender Beweis, dass es sich bei den jeweiligen Beobachtungen nicht um Zufälle handelt, wurde bis heute nicht erbracht.

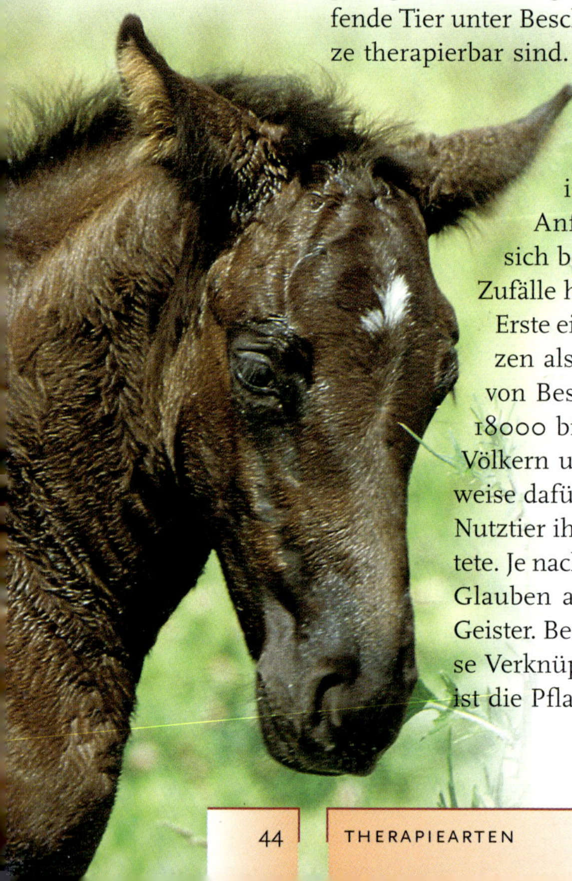

Erste eindeutige Beweise für den Einsatz von Pflanzen als Heilmittel durch Menschen zur Therapie von Beschwerden liefern steinzeitliche Funde aus 18000 bis ca. 4000 vor Christus. Bei nahezu allen Völkern und Kulturkreisen der Erde finden sich Beweise dafür, dass Pflanzenheilkunde für Mensch und Nutztier ihre gesamte Entwicklungsgeschichte begleitete. Je nach Kulturkreis war sie eng verwoben mit dem Glauben an Dämonen, Hexen, Magier, Götter oder Geister. Bei einigen wenigen Naturvölkern hat sich diese Verknüpfung bis heute bewahrt. Bei allen anderen ist die Pflanzenheilkunde heute dank moderner Wissenschaft keine Frage des Glaubens mehr. Heilpflanzen ließen sich zunehmend besser analysieren und ihre Wirkung erklären. Ihre Inhaltsstoffe waren und sind maßgeblich an den Entwicklungen der schulmedizinischen Pharmazie beteiligt.

Die Pflanzenheilkunde zählt heute bei uns zu den vergleichsweise wenigen Therapiearten der Naturheilkunde, deren Sinn und Wirksamkeit allgemein unumstritten ist.

Diskussionsstoff liefert allenfalls die Frage, ob das natürlich gewachsene Kraut oder aber das moderne, im Labor erzeugte Medikament im individuellen Fall sinn- und wirkungsvoller einzusetzen ist.

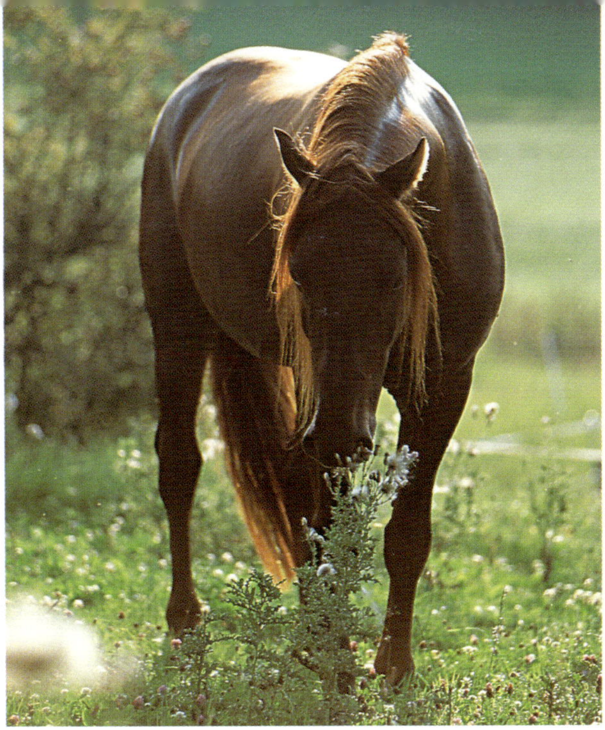

**Disteln sind gesund für Pferde – sie verstehen es meisterlich, vorsichtig die begehrten Blüten vom stacheligen Stiel abzuknabbern**

Auch bei der Therapie von Pferden stellt sich diese Frage wieder häufiger. Die Kräuterheilkunde am Pferd blickt auf eine lange Geschichte zurück. Von dem Tag an, an dem das Pferd als Reittier entdeckt wurde, ist es zu einem kostbaren Gut geworden, das über Leben und Tod, Sieg oder Niederlage entscheiden konnte. Über Pferde zu verfügen bedeutete Macht und Überlegenheit. Entsprechend fand die Heilkunst und ganz besonders die Kräuterheilkunde für Pferde in Kriegsherren, Stammesführern, Kaisern und Königen berittener Völker schon in der vorchristlichen Zeit einflussreiche Förderer. Neben der fortschreitenden Ablösung der Naturheilkunde durch moderne Medizin wurde das Pferd im Industriezeitalter als Fortbewegungsmittel, Last- und Arbeitstier immer überflüssiger. Die Pferdepopulation nahm rapide ab, und mit ihr schwand die Bedeutung und das seit Generationen überlieferte Wissen um heilende Kräuter für Pferde. Erst seit den letzten Jahrzehnten, sicher begünstigt durch die allgemein stattfindende Rückbesinnung auf die Naturheilkunde, hält die Kräuterheilkunde für Pferde mit oft beeindruckenden Erfolgen wieder Einzug in unsere Ställe.

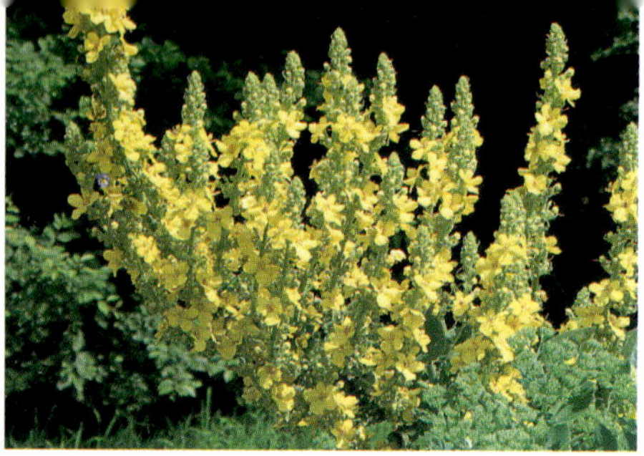

Königskerze – wertvoller Bestandteil von Rezepturen für viele Atemwegsbeschwerden

## Phytotherapie: So wirkt sie

Pflanzen sind Lebewesen, die wie jedes Lebewesen dem Kreislauf von Entstehung, Wachstum und Entwicklung, Vermehrung und Zerfall unterliegen. Jede Pflanze entsteht nach einem genetisch festgelegten Bauplan. Dieser Bauplan legt unter anderem fest, welche Bauteile der Natur bei der individuellen Art wie zusammengesetzt werden müssen, damit die jeweilige Pflanze ihren von der Natur vorgesehenen Kreislauf antreten und vollenden kann – damit sie also ihren aus unterschiedlichen Teilen bestehenden Pflanzenkörper ausbilden kann und ihr dafür erforderlicher Stoffwechsel funktioniert.

Der Pflanzenkörper setzt sich aus unterschiedlichsten organischen und anorganischen Stoffen zusammen. Neben Wasser sind das zum Beispiel Kohlenhydrate, Fette, Eiweiße, Nukleinsäuren, ätherische Öle, Gerbstoffe, Alkaloide, Mineralstoffe etc. Die Baustoffe selbst oder ihre Vorstufen werden aus der Natur über Wurzeln und Blätter aufgenommen. Durch Umwandlungs- und Abspaltungsprozesse in der Pflanze werden sie zu den Stoffen umgebaut, die benötigt werden. Dabei entstehen unter anderem auch Neben- und Abfallstoffe, die teilweise eingelagert und teilweise wieder ausgeschieden werden. In einigen Pflanzenteilen entstehen so auch Stoffwechselprodukte, die auf bestimmte andere Organismen besondere Wirkungen haben. Sie werden als »Droge« bezeichnet. Diese Drogen unterteilen sich hinsichtlich ihrer Wirkung auf andere Organismen in »harmlose« Pflanzen und in Gift- oder Heilpflanzen. Je nachdem, welche Bausteine und Stoffwechselprodukte in einer Pflanze stecken, bilden bestimmte Pflanzen als Grundstofflieferant für den genetischen Bauplan anderer Lebewesen deren Nahrungsgrundlage. Zu diesen Futterpflanzen zählen beim Pferd z. B. Gräser.

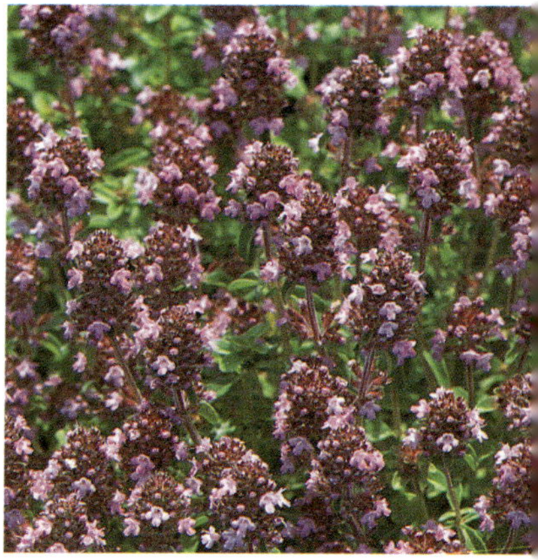

Thymian – ein starkes Kraut für die Atemwege

Andere Pflanzen liefern jene vorher genannten Drogen, Substanzen, die auf unterschiedlichste Weise verändernd in den Stoffwechsel oder andere Funktionskreise eines anderen Lebewesens eingreifen. Sie können sich auf einzelne Funktionen des anderen Wesens anregend, unterstützend oder beruhigend auswirken. Sie können die Funktionen eines gesunden Organismus aber auch stören oder außer Kraft setzen. In diesem Fall hat man eine giftige Wirkung. Derselbe Stoff, der, in ausreichender Menge aufgenommen, auf einen gesunden Organismus giftig wirkt, kann gleichzeitig einem kranken Organismus, in der richtigen Dosis und Verarbeitung verabreicht, mit seiner Wirkung helfen, wieder gesund zu werden. Zum Beispiel Belladonna, die Tollkirsche. Sie ist eine alkaloidhaltige, hochgiftige Pflanze, die unter anderem die glatte Muskulatur eines Pferdes erschlaffen lässt. Sie lähmt das Zentralnervensystem und führt im extremsten Fall zum Tod durch Atemlähmung. Bei einem an Asthma oder bestimmten Formen von Krampfkolik erkrankten Pferd können diese eigentlich tödlichen Eigenschaften der Alkaloide bei fachgerechter Zubereitung, Dosierung und Verabreichung genutzt werden, um die verkrampfte Bronchial- oder Darmmuskulatur wieder zu entspannen und damit die Voraussetzungen für die Wiederaufnahme ihrer normalen Funktion schaffen. Aus der Giftpflanze wurde eine Heilpflanze. Genauso kann aber umgekehrt aus jeder Heilpflanze bei falscher Verwendung auch eine den Organismus belastende, schädigende oder gar tötende Wirkung hervorgehen.

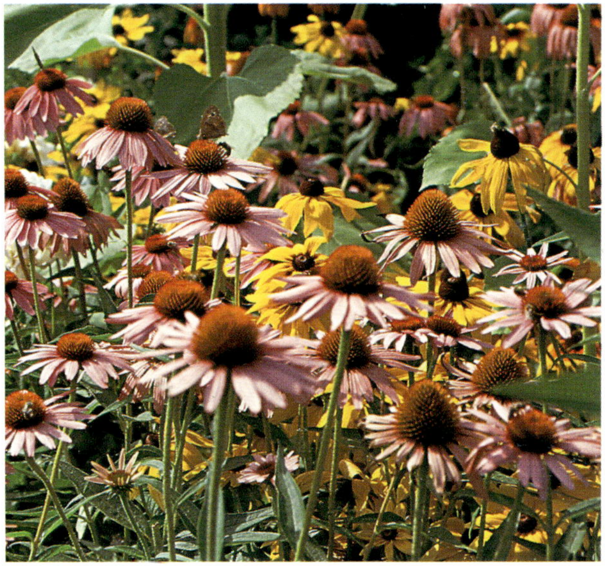

**Echinacea dient der Prophylaxe durch ihre abwehrsteigernde und das Immunsystem anregende Wirkung**

Die natürliche Aufnahme pflanzlicher Bau- und Wirkstoffe erfolgt je nach Art und Eigenschaften einzelner Substanzen über den Verdauungstrakt, die Haut, die Schleimhäute oder auch die Atemwege.

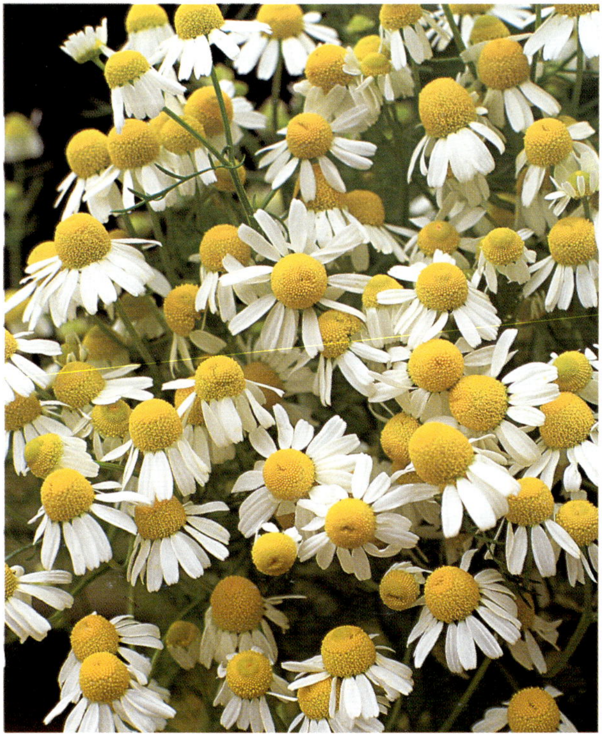

Kamille wirkt entzündungshemmend und schmerzlindernd – ruft aber bei einigen Patienten auch allergische Reaktionen hervor

### Anamnese und Diagnostik

Um die Beschwerden eines Pferdes mit Kräutern sinnvoll und Erfolg versprechend therapieren zu können, muss wie bei jeder anderen Heiltherapie zunächst eine Fallaufnahme, die sogenannte Anamnese, stattfinden und eine Diagnose erstellt werden.

Als Erstes wird der Phytotherapeut die Beschwerden seines Patienten hinsichtlich ihrer Lokalisation und Art hinterfragen. Dies läßt sich grob in drei Kategorien unterteilen:

1. Ein lokales, also örtlich begrenztes Problem mit lokaler Ursache und Auswirkung. Dies könnte zum Beispiel eine Schürfwunde oder eine Prellung sein.

2. Ein lokales Problem mit systemischer, also den ganzen Organismus betreffender Ursache oder Auswirkung. Zum Beispiel eine Pilzinfektion am Kopf aufgrund einer Funktionsstörung der körpereigenen Abwehr oder eine eitrige und fiebrige Infektion einer Schürfwunde durch Einschuss.

3. Ein systemisches Problem mit systemischer Ursache. Zum Beispiel Fieber, Mattigkeit, diverse Atemwegssymptome, Schweißausbrüche etc. als Folge einer Virusinfektion.

Im ersten Fall wird der Therapeut bei einem sonst gesunden, also auch hinsichtlich seines Stoffwechsels und seiner körpereigenen Abwehr stabilen Pferd die Therapie auf eine lokale Behandlung beschränken können. In unserem Beispiel würde er zunächst ausschließen, dass in der Schürfwunde Fremdkörper sind oder bei der Prellung tiefer liegende Verletzungen z. B. der Knochen vorliegen. Anschließend würde er das passende Kraut in geeigneter Zubereitung (z. B. Salbe oder Tinktur) auswählen, das bei der Schürfwunde in der Lage ist, die Keimbelastung zu reduzieren, und die körpereigene Wundheilung anregt.

Im zweiten und dritten Fall, dort wo systemische Ursachen oder Auswirkungen eine Rolle spielen, wird der Therapeut seine Untersuchungen auf den gesamten Patienten ausdehnen. Das Pferd wird neben der Beurteilung aller Symptome und Beschwerden zunächst durchgecheckt: z. B. je nach Problemlage Abhorchen (Auskultieren) von Herz, Lunge und Darmgeräuschen, Beurteilung von Schleimhäuten, Fell und Haut, Beurteilung von Gemütslage (z. B. wirkt apathisch), charakterlichen Eigenschaften (z. B. ist gutmütig) und Verhaltensweisen (z. B. beißt oder koppt) sowie Beurteilung des Lebensumfeldes (Ernährung, Haltung, Umgang, Training). Diese Fallaufnahme vor Ort gibt dem Therapeuten erste Hinweise auf systemische Störungen und ihre Ursachen. Eventuell wird er, um einen endgültigen Befund zu erhalten, dann noch einzelne weiterführende diagnostische Maßnahmen ergreifen müssen (z. B. Labordiagnostik in Form eines Blutbildes o. ä.).

Nachdem der Therapeut alles erfasst hat, kann er seine Einzelergebnisse zu einem Bild zusammenfügen, das ihm genauen Aufschluss darüber gibt, was die eigentliche Ursache der Beschwerden ist. Darüber hinaus erfährt er, welche begleitenden Störungen und Einflüsse im und um den Patienten Mitursache oder weitere Auswirkung des Problems sind. Außerdem stellt er fest, wo die körpereigenen Abwehr- und Selbstheilungskräfte behindert oder geschwächt, außer Kraft gesetzt oder irritiert werden (z. B. Stress und psychische Probleme als Mitauslöser bei wiederkehrenden Koliken oder Stoffwechselstörungen aufgrund fehlerhafter Verdauung als Begleiterscheinung bei asthmatischen Beschwerden).

**Isländisch Moos hat viele heilende Kräfte, ist aber sehr teuer**

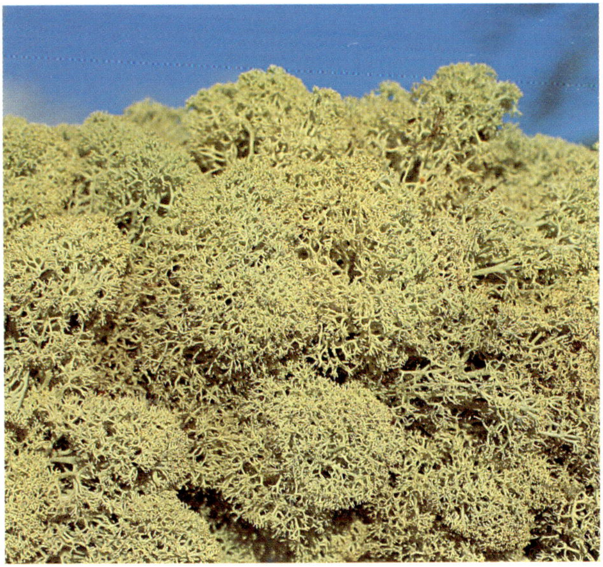

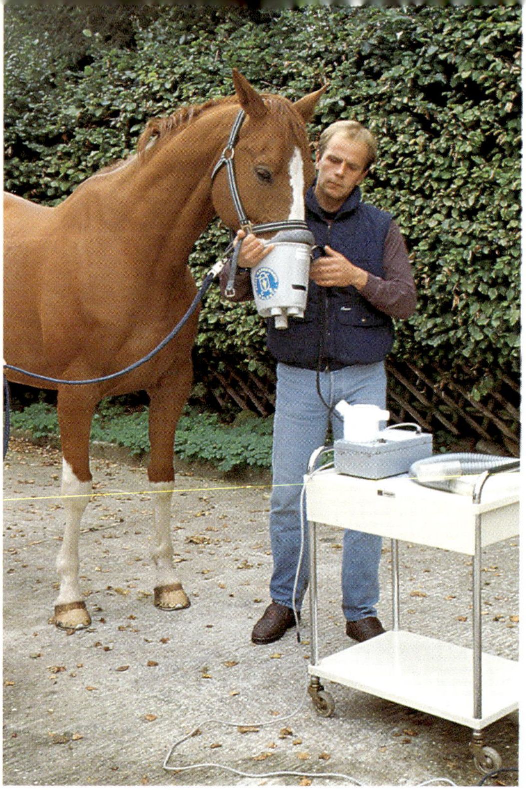

Vor allem bei chronischen Atemwegserkrankungen unterstützt regelmäßiges Inhalieren die Therapie

## Anwendung und Therapie

Nachdem der Therapeut alle Symptome, Ursachen, Auswirkungen und begleitenden Störungen des Organismus erfasst und beurteilt hat, wird er die passende Kräuterzusammenstellung suchen, die aufgrund ihrer Inhalts- und Wirkstoffkombination in dem jeweiligen Fall optimal wirken kann, also:

1. die akute Symptomatik lindert (beispielsweise Husten- oder Juckreiz, Krämpfe etc. ),

2. die natürlichen Abwehr- und Selbstheilungskräfte des Körpers für dieses Problem anregt oder unterstützt (z. B. das Immunsystem stimulieren oder auch beruhigt oder bestimmte Bereiche des Stoffwechsels anregt etc.),

3. den Körper krank machende Eindringlinge aktiv mit bekämpft (z. B. bestimmte Bakterien hemmt oder abtötet),

4. den Körper unterstützt beim Abbau belastender oder krank machender Schadstoffe (z. B. Anregung der Leberfunktion oder Verflüssigung von zähem Schleim) und beim Ersetzen verloren gegangener wichtiger Baustoffe (z. B. Lieferung von durch starke Blutung verloren gegangenen Mineralen)

Der Therapeut weiß genau, welche Kräuter die jeweils erforderlichen Drogen und Baustoffe in idealer Zusammensetzung beinhalten. Darüber hinaus weiß er, ob und wie die betreffenden Drogen zubereitet und verabreicht werden müssen, damit sie ihre Wirkung wunschgemäß entfalten können.

So gibt es auf der einen Seite z. B. Kräuter, bei denen bestimmte Drogen ihre heilende Wirkung erst aufnahmefähig für den Organismus des Pferdes entfalten können, wenn sie in kochendem Wasser gezogen haben, und andererseits gibt es Pflanzen, deren gewünschte Heilwirkung verloren ginge, wenn man sie abkochen würde.

Die Namen der Kräuter setzen sich immer zusammen aus dem Pflanzenteil und der Droge: Z. B. bei der Tollkirsche (Atropa belladonna) sind die Blätter (folia belladonnae) und die Wurzeln (radix belladonnae) die therapeutisch verwandte Droge. Folgenden Pflanzenteilbezeichnungen begegnen wir häufig:

rhizoma – Wurzelstock, radix – Wurzel, cortex - Rinde, fructus – Frucht, semen – Samen, folium – Blatt, herba – Kraut, flos – Blüte, oleum – (äth.) Öl.

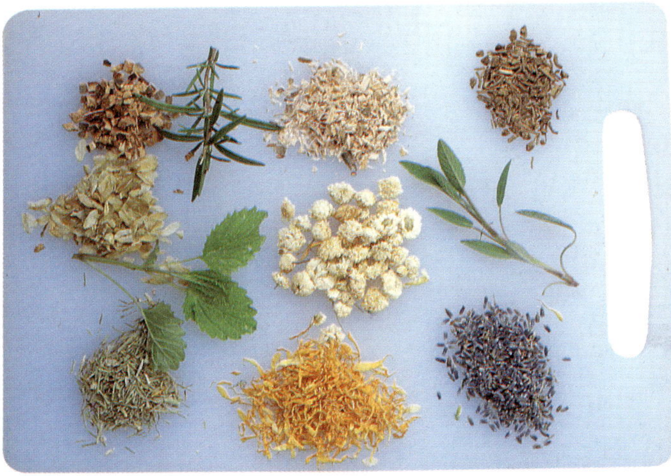

Angesichts der großen Auswahl an Heilpflanzen und ihrer verschiedenen Wirkungsweisen bedarf es schon eines Fachmannes, um Erfolg versprechend zu therapieren

Die Darreichungsformen von Heilkräutern sind vielfältig. Zunächst gibt es die Verabreichung der unbehandelten frischen oder getrockneten Pflanze. Pferden werden in dieser Form gern so genannte Dauerkräuter (man kann sie über längere Zeiträume geben) verabreicht – Kräuter, die meist auch in der Natur von Pferden zur Abwechslung aufgenommen werden und therapeutisch eher vorbeugende und den Organismus stärkende oder entlastende Wirkung haben (z. B. Zinnkraut, Birke, Schafgarbe, Spitzwegerich etc.).

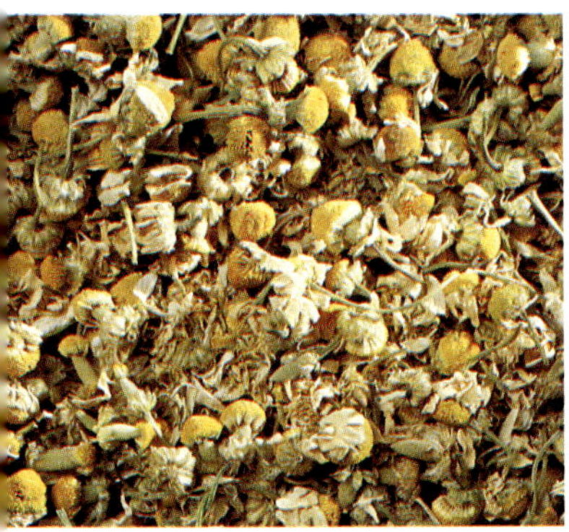

Kamillenblüten werden gern zu Tee verarbeitet

Darüber hinaus werden aus Kräutern Auszüge hergestellt, die je nach Verfahrensart und Kraut unterschiedliche Wirkungen und Intensität entfalten. Man unterscheidet unter anderem zwischen Extrakt, Tinktur, Saft oder Sirup, Infus (= Aufguss mit kochendem Wasser (Tee)), Mazerat(=Aufguss mit kalter oder warmer Flüssigkeit, der mehrere Stunden oder Tage zieht) oder Dekokt(=Aufguss mit kaltem Wasser, das mit der Pflanze für zehn bis

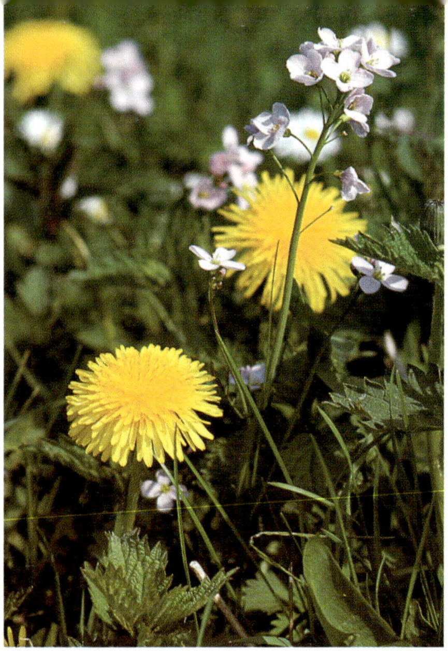

Er wirkt auf den Stoffwechsel (entgiftend und austreibend) und ist auf fast jeder Pferdeweide zu finden: der Löwenzahn

30 Minuten gekocht wird). Diese Auszüge werden entweder direkt verabreicht oder aber vorher zu anderen Darreichungsformen weiterverarbeitet (z. B. Salben aus Extrakten).

Die Dosierung einer Droge richtet sich nach dem individuellen Fall und der Wirkung der einzelnen Droge. Eine zu geringe Dosierung erzielt keine therapeutische Wirkung, eine zu hohe Dosierung hat negative bis hin zu toxischen, also giftigen Auswirkungen. Der Therapeut muss demnach genaue Dosieranweisungen geben, und der Pferdebesitzer sollte peinlichst darauf achten, dass er sie exakt einhält.

Bei der Therapie von Pferden lassen sich Kräuter nach meiner Erfahrung am besten als Tee oder getrocknetes Kraut über das Futter verabreichen, zur Inhalation bei Atemwegserkrankungen einsetzen oder als Packung, Salbe oder Brei für äußere Anwendungen verarbeiten.

»Gegen alles ist ein Kraut gewachsen« heißt ein Sprichwort, das viel Wahrheit beinhaltet. Es gibt wohl keine Erkrankung, die sich nicht zumindest begleitend durch Kräuter beeinflussen ließe.

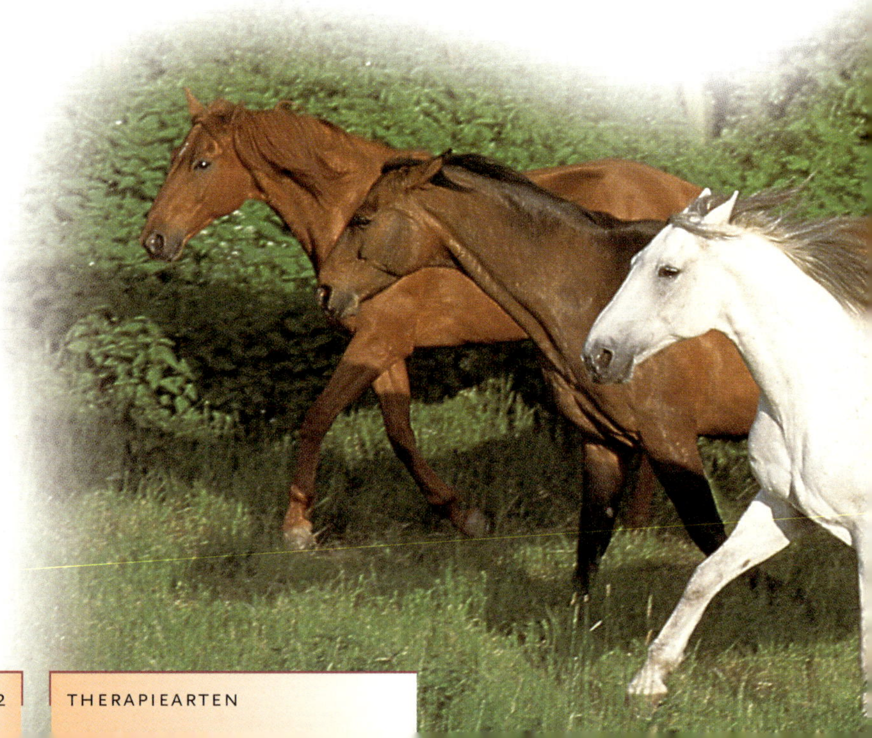

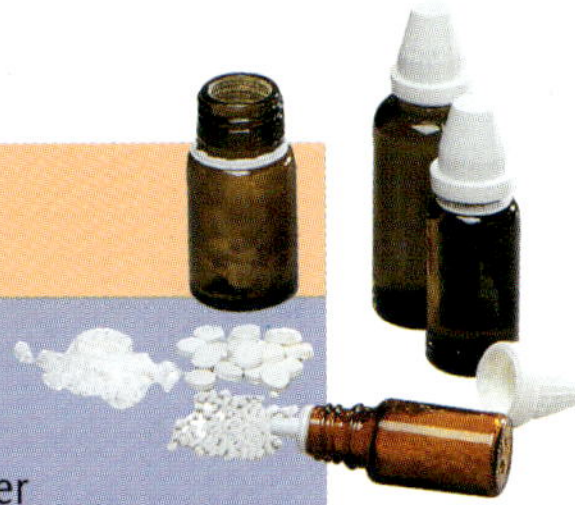

## Wo Phytotherapie beim Pferd besonders wirksam ist:

▶ **IMMUNSYSTEM UND STOFFWECHSEL**
Anregung, Harmonisierung oder Beruhigung, kurmäßige Entschlackung oder Stärkung meist durch Fütterung der Kräuter oder Verabreichung von Tees.

▶ **ATEMWEGSERKRANKUNGEN**
Systemische und lokale Therapie vorwiegend durch Verabreichung von Auszügen (z. B. Tees), kombiniert mit Inhalationen. Unter anderem werden z. B. stark schleim- oder krampflösende, auswurffördernde, reizlindernde, entzündungs- oder infektionshemmende, gefäßverengende oder -erweiternde Wirkungen erzielt.

▶ **WUND- UND TRAUMABEHANDLUNG**
Lokale Therapie vorwiegend durch Verwendung von Salben, Tinkturen und anderen Auszügen als Applikation, Einreibung, Packung oder Umschlag. Unter anderem werden z. B. stark wundheilende und infektionshemmende, antibakterielle, schmerzstillende, abschwellende, durchblutungsfördernde oder -mindernde Wirkungen erzielt.

▶ **AUSSERDEM KRANKHEITEN DES VERDAUUNGSTRAKTES, DER HARNORGANE UND DES KREISLAUFS**
Systemische Therapie vorwiegend durch Verabreichung von Auszügen (z. B. Tee) oder Fütterung des getrockneten Krauts.

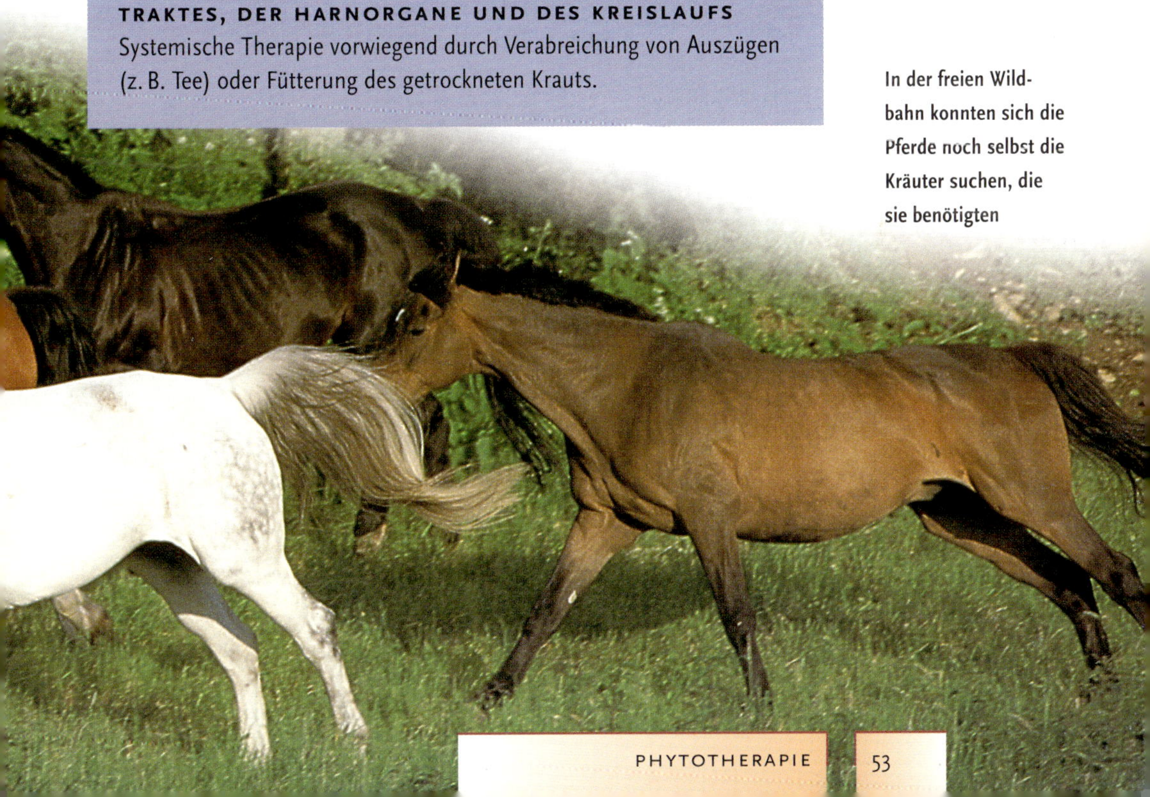

In der freien Wildbahn konnten sich die Pferde noch selbst die Kräuter suchen, die sie benötigten

## Klassische Homöopathie

Die Homöopathie zählt ebenfalls zu den großen, klassischen Naturtherapien. Verglichen mit der Kräuterheilkunde, wo sie genau genommen ihre Wurzeln hat, ist sie eine sehr junge Therapieart. Der Deutsche Samuel Hahnemann (1755–1843), der als Arzt, Chemiker, Apotheker und mehrsprachiger Übersetzer vornehmlich in Deutschland und Österreich studierte, lebte und wirkte, gilt als Begründer der klassischen Homöopathie.

Die fast zeitgleiche Verkettung dreier Umstände ließ Hahnemann eine Entdeckung machen, die dem Doktor der Heilkunde den Anstoß gab, sich der Erforschung und Entwicklung dieser neuen Therapieart zuzuwenden:

1. Zu Lebzeiten Hahnemanns war das Wechselfieber, die Malaria, eine weit verbreitete und gefürchtete Krankheit.

2. Der Wiener Arzt Störck berichtete über seine ersten Arzneimittelprüfungen, bei denen er feststellte, dass die Wirkungen der Heilpflanzen am Gesunden ähnliche Symptome hervorriefen, wie sie jene Krankheiten zeigten, die durch diese Pflanzen geheilt wurden. Er bedauerte sehr, dass viele Pflanzen zu giftig seien, um als Heilmittel Verwendung finden zu können.

3. Hahnemann übersetzte zu jener Zeit ein Werk des englischen Arztes Cullens, der unter anderem die große Wirksamkeit der Chinarinde bei der Behandlung der Malaria beschrieb.

Typische Modalitäten für Ruta, Weinraute, sind die Verschlechterung der Beschwerden bei Nässe und Ihre Verbesserung in Bewegung

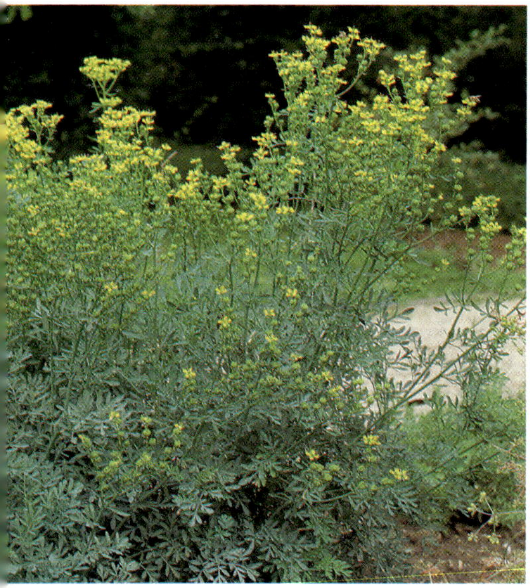

Hahnemann kam der Gedanke, Arzneimittel an sich selbst zu testen. Sein berühmter erster Versuch diesbezüglich war der Selbstversuch mit Chinarinde. Er stellte fest, dass die Chinarinde genau jene Symptome und psychischen Empfindungen in verstärkter Form reproduzierbar hervorrief, die die Malaria begleiteten. Unzählige Versuche an sich selbst und an seinen gesunden Schülern mit verschiedensten, damals gebräuchlichen Heilmitteln bestätigten seine Erkenntnisse. Es folgte seine Entdeckung, dass sich die Giftigkeit von Substanzen durch Potenzierung (Verdünnung) und Verschüttelung ausschalten ließ ohne dass die heilende Wirkung beeinträchtigt wurde, ja, dass sie sogar verstärkt wurde. Hahnemann begann sich mit Hochpotenzen zu befassen. Begleitet wurden seine fortschreitenden Forschungen und Entwicklungen durch wissenschaftliche Veröffentlichungen, deren berühmteste sein 1810 erschienenes »Organon der Heilkunde« ist, jenes Werk, in dem er die Grundprinzipien der Lehre von der Homöopathie niederschreibt.

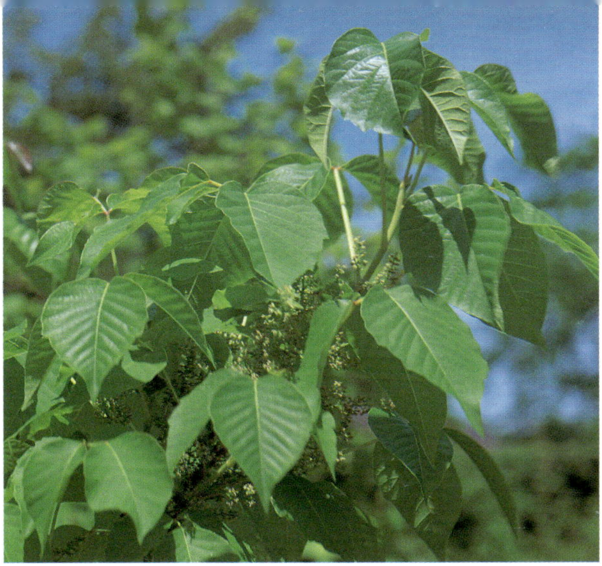

Typische Allgemeinsymptome bei Rhus toxicodendron (Gift-Sumach) sind z. B. Ängstlichkeit, Ruhelosigkeit, Verlangen nach Alleinsein, Schmerzverschlimmerung bei Nacht, Beschwerden rechtsseitig

Bereits zu Lebzeiten Hahnemanns wird sein Organon in zahlreiche Sprachen übersetzt, und die Homöopathie findet in ganz Europa, Russland, Nord- und Südamerika, Asien und schließlich Afrika in kürzester Zeit Beachtung.

Seit Erscheinen des Organons gibt es bis heute Diskussionen zwischen Befürwortern und Gegnern um die Wirksamkeit der Homöopathie. Insbesondere im Bereich hoher Potenzen, wo selbst mit modernster Technik keine wirksame Substanz mehr nachweisbar ist. Der Grund ist heute wie vor tausend Jahren gleich: Was sich nicht einwandfrei wissenschaftlich nachweisen und erklären lässt, kann nicht sein. Zeigen sich doch Wirkungen, so war das früher Hexerei, heute nennt man es »Placeboeffekt« - – Einbildung oder aber »Spontanheilung« – Zufall. Ein Arzneimittel ohne (nachweisbaren) Wirkstoff kann kein Arzneimittel sein, und die spontane Heilung einer Erkrankung nach Einnahme eines solchen Mittels kann nur Zufall sein.

Ein altes Sprichwort sagt: »Wer heilt, hat Recht.« Ich denke, egal, ob man nun zu den Skeptikern zählt, die ohne wissenschaftlich haltbaren Beweis die Wirksamkeit der Homöopathie anzweifeln und ihre Heilerfolge auf den Placeboeffekt zurückführen, oder ob man der Lehre der Homöopathie folgen kann und akzeptiert, dass es auch heute noch Dinge jenseits dessen gibt, was wir wissenschaftlich erfassen können: Wenn etwas geholfen hat, ist es sekundär, warum es geholfen hat. Der Patient ist genesen – was will man mehr?

PROFI·TIPP

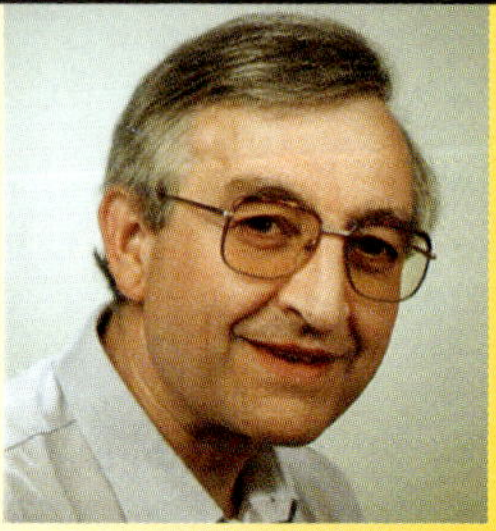

**Dr. Michael Rakow**

Um Stress für Pferde auf längeren Reisen zu vermindern und die Folgen von Transporten mit dem Hänger, Schiff oder Flugzeug zu minimieren, haben sich die homöopathischen »Reisetropfen« bewährt. Sie bestehen aus jeweils 10 ml Tabacum D8, Petroleum D8, Cocculus D8 und Alkohol (Ethanol 24%ig). Dem Pferd werden vorbeugend vor Antritt der Reise einmal 10 Tropfen verabreicht, und diese Gabe wird am Zielort nach dem Ausladen wiederholt. Bei längeren Reisen, zum Beispiel mit dem Schiff, bekommen die Pferde zusätzlich alle 10 bis 12 Stunden 10 Tropfen.

### Klassische Homöopathie: So wirkt sie

Grundlage der gesamtenHomöopathie ist die sogenannte Simileregel: »Similia similibus curentur – Ähnliches wird durch Ähnliches geheilt.« Dies bedeutet: Eine Substanz, die bei einem Gesunden bestimmte Reaktionen hervorruft, kann eine Krankheit, die sich durch eine diesen Reaktionen ähnliche Symptomatik äußert, heilen. Auf dieser Grundlage entstand das, was die Homöopathie ausmacht und von anderen Therapiearten unterscheidet: die besondere Art der Zubereitung der Arzneimittel. Hahnemann fand heraus, dass einfaches Verdünnen eines Stoffes zum Verlust seiner heilenden Wirksamkeit führte. Nahm er hingegen den zur Herstellung des homöopathischen Arzneimittels verwandten Stoff, die sogenannte Urtinktur oder Ursubstanz, und vermischte sie schrittweise, begleitet durch Schüttelschläge, mit Alkohol oder Wasser bzw. Verreibungen mit Laktose, verloren diese Verdünnungen zunehmend an Giftigkeit und gewannen an Wirksamkeit. Vereinfacht dargestellt wird dieses Phänomen damit erklärt, dass die feinstofflichen Informationen des jeweiligen Stoffes, also jene auf atomarer und molekularer Basis, bei der Verdünnung erhalten bleiben, selbst wenn der Wirkstoff an sich nicht mehr nachweisbar ist. Die durch Schüttelung oder Verreibung zugeführte Energie »potenziert« diese Informationen, indem sie sie in den Trägerstoff (Wasser, Alkohol oder Laktose) einbindet. Je höher potenziert wird, also je häufiger verdünnt und Energie zugeführt wird, desto tiefgreifender wird die Information. Moderne Messverfahren sind erst heute in der Lage, selbst in Hochpotenzen das Vorhandensein von Informationen nachzuweisen. Die Erforschung der Wirkung potenzierter Wirkstoffe ließ Hahnemann eine überraschende Entdeckung machen: Dieselben

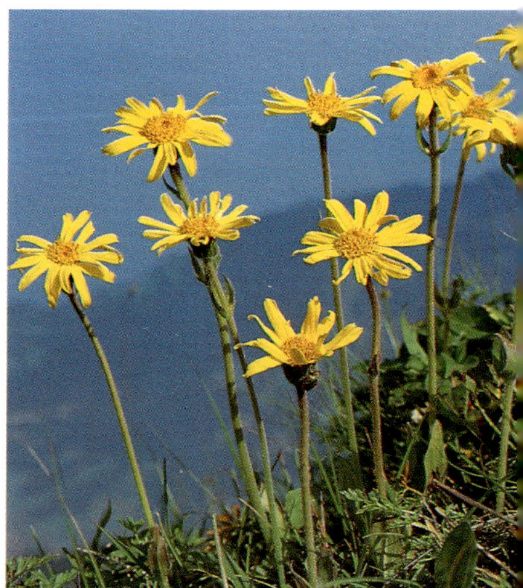

**Arnica findet in der Homöopathie häufig Verwendung bei akuten Verletzungen**

Symptome, die nach Aufnahme einer Ursubstanz auftreten (z. B. eines Giftes), werden durch Verabreichung derselben Substanz in potenzierter Form zum Abklingen gebracht. Warum das so ist, lässt sich wohl am besten etwas bildlicher darstellen: Jeder Organismus, also auch der menschliche oder tierische Körper, verfügt auf molekularer Ebene über ein Netz zahlloser unterschiedlichster Informationen, die sich ständig austauschen. Wie Zahnräder greifen sämtliche Informationsflüsse und Funktionsabläufe im gesunden Organismus geregelt ineinander. Kommt es irgendwo zu einer Störung, so ist der Organismus sofort bestrebt, die Störungen zu beheben, die Abläufe wieder zu regulieren und die Funktionsfähigkeit wieder herzustellen. Dafür verfügt er über ein kompliziertes und höchst leistungsfähiges Alarm-, Abwehr- und Reparatursystem, praktisch eine Überwachungs- und eine Kampfeinheit sowie einen Bautrupp, die in ständiger (informativer) Verbindung stehen und zusammenarbeiten.

Beispiel: Ein Pferd zieht sich eine Schürfwunde zu. Die Überwachung meldet nun ein Kampf- und Bautrupp: »Achtung, Schürfwunde am linken Vorderbein.« Feinde (Bakterien) fallen ein. Die Einheiten machen sich auf den Weg. Die Kampfeinheit lässt Boten den Feind identifizieren und stürzt sich dann mit geeigneten Waffen auf ihn, während der Bautrupp fieberhaft daran arbeitet, die Verletzung zu reparieren. Die ganze Zeit tauschen sie Meldungen über den Fortschritt ihrer Arbeiten miteinander und mit der Überwachung aus, fordern Baumaterialien oder besondere Waffen an. Normalerweise funktioniert das perfekt, und ihre Arbeit ist bald erledigt. Manchmal jedoch kommt es zu Störungen. Zum Beispiel Störungen der Informationsflüsse, weil an zu vielen Stellen etwas gleichzeitig geschieht, oder die Verteidigung erkennt den gut getarnten Feind nicht oder falsch,

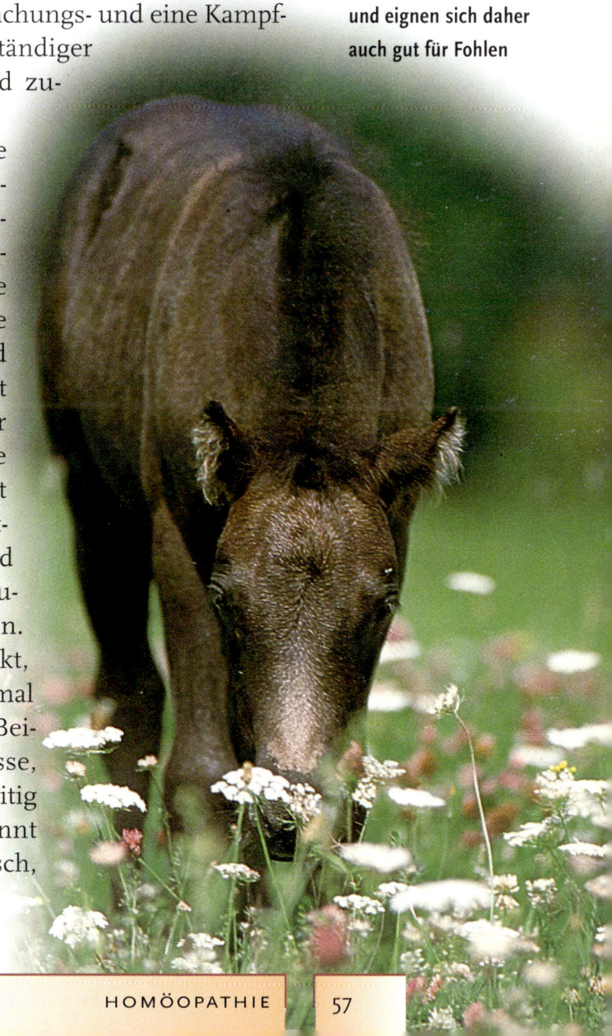

**Homöopathische Arzneien wirken rein informativ, ohne Einbringung giftiger Substanzen in den Körper und eignen sich daher auch gut für Fohlen**

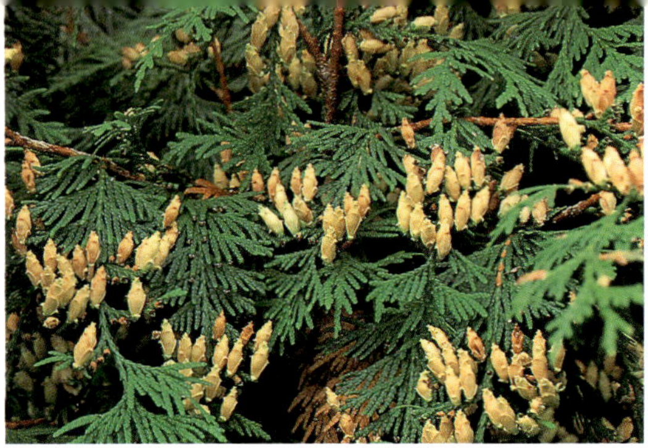

Thuja – Lebensbaum
**Pur verabreicht wäre er für das Pferd hochgiftig, als homöopathisches Arzneimittel aber findet er besonders bei chronischen Beschwerden vielfältige Verwendung**

oder der Bautrupp schätzt den Schaden falsch ein und repariert fehlerhaft, oder Abwehr, Meldesystem oder Bautrupp erkennen nicht, dass sie das Problem unterschätzen und mit zu wenig »Mann« anrücken. Die Folge all solcher Situationen ist, dass der Organismus nicht mehr in der Lage ist, sich wirksam zu schützen und zu helfen. Der Feind kann sich in der Wunde festsetzen und von dort ausbreiten. Eine gewisse Zeit kämpfen die Truppen, doch je länger der Zustand andauert, desto mehr verlieren die Truppen an Kraft und Koordination, während der Feind sich zunehmend besser tarnt und immer schlechter erkennbar wird. Die Wunde heilt nicht, sondern eitert und wuchert vor sich hin. Verabreicht man dem Organismus nun eine Droge, die ähnliche Symptome im Organismus auslöst, wie der nicht mehr einschätz- oder erkennbare Feind es tut, dann erhalten die Truppen eine neue, klar lesbare Information über den Gegner, was sie veranlasst, wieder voll koordiniert aufzurüsten und zu mobilisieren. Das Immunsystem und die Selbstheilungskräfte des Körpers wurden zu neuer Aktivität angeregt. Mit der pur verabreichten Droge kommen zusätzlich zur Information Wirksubstanzen in den Körper. Einige nützliche, die selbst aktiv den Feind mit lahm legen können, aber auch solche, die den Organismus zusätzlich belasten, da sie ebenfalls einen Feind darstellen, der vernichtet und entsorgt werden muss (z. B. Gifte). Die homöopathisch aufbereitete Droge dagegen gibt ihre sämtlichen Informationen weiter, ohne dass gleichzeitig die auf den Organismus giftig wirkenden Substanzen mit in den geschwächten Körper gelangen.

Diese Wirkungsweise der Homöopathie macht deutlich:

1. Die Homöopathie wird nicht selbst aktiv bei der Bekämpfung von Problemen, sondern liefert dem Organismus lediglich alle Informationen, die er braucht, um allein mit dem Problem fertig zu werden.

2. Falsch gewählte homöopathische Mittel können im schlimmsten Fall den Organismus weiter irritieren.

Und daraus folgt 3. Der Homöopath muss sowohl über sehr genaue Kenntnisse bezüglich des Zustandes des Patienten verfügen, als auch die Eigenschaften seiner Mittel genau kennen. Je ähnlicher der Zustand des Patienten dem Zustand ist, den das Mittel an einem Gesunden auslösen würde, desto vollständiger sind die Informationen, die das Mittel dem Organismus über seinen Zustand liefert.

Am beeindruckendsten ist die Wirkung, wenn sich Gleiches mit Gleichem therapieren lässt, z. B. ein Bienenstich mit dem homöopathisch aufbereiteten Gift der Biene (Apis). Hahnemann hat damit begonnen, seine umfangreichen Versuche mit homöopathischen Mitteln am Gesunden in sogenannten Arzneimittelbildern zu dokumentieren. Bis heute wurden und werden diese Arzneimittelbilder von Homöopathen in aller Welt fortlaufend durch neue Bilder ergänzt und durch neue Beobachtungen vervollständigt. In einem Arzneimittelbild werden all jene Symptome und deren Modalitäten, also Bedingungen, unter denen sie auftreten (wann, wo etc.), festgehalten, die an einem Gesunden nach Einnahme des Mittels auftreten. Hierbei sind Symptome nicht nur objektiv sicht-, fühl- oder messbare Reaktionen des Körpers wie Fieber, Rötung oder Schwellung, sondern auch subjektive Empfindungen des Probanden wie z. B.: brennt bei Kälte wie Feuer, fühlt sich morgens an wie Nadelstiche oder dumpfes Dröhnen im Kopf wie Nebelhorn. Dazu werden Verhaltenssymptome und charakterliche Eigenschaften aufgezeichnet: Mag sich nicht bewegen, große Müdigkeit, frische Luft verbessert, geräuschempfindlich, bissig usw. Die subjektiven Symptome sind beim Pferd nur sehr begrenzt vergleichbar, da man in der Regel nur aufgrund seines Verhaltens vermuten kann, wie das Pferd empfindet. Bei der Arzneimittelauswahl für das Pferd spielen in erster Linie die Charaktereigenschaften, die Verhaltens- und die objektiven Symptome und ihre jeweiligen Modalitäten eine Rolle. Von der Vollständigkeit der Anamnese (Fallaufnahme) hängt der Erfolg oder Misserfolg einer homöopathischen Mittelwahl ab.

**Die giftige Tollkirsche (Belladonna) wirkt unter anderem auf das ZNS und hat in ihrem Arzneimittelbild Verhaltenssymptome wie Unruhe, Übererregbarkeit und Überempfindlichkeit der Sinne**

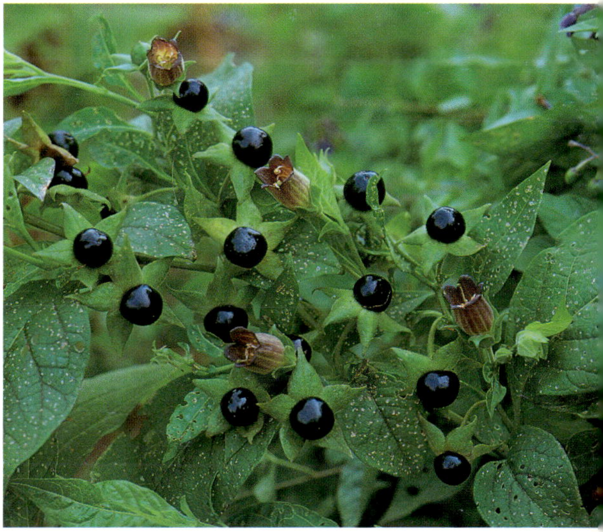

▸ **PROFI·TIPP**

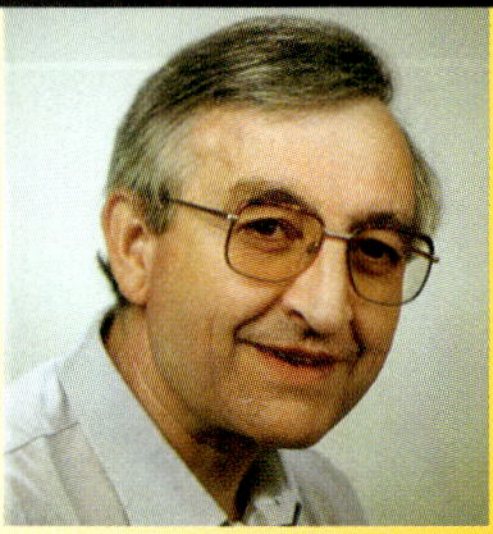

▸ **Dr. Michael Rakow**

Leiden Pferde unter Prüfungsstress und reagieren sie empfindlich, hektisch oder nervös auf besondere Ereignisse, so kann man ihnen mit den »Prüfungstropfen« zu mehr innerer Ruhe verhelfen. Die Angst vor einer Turnierprüfung, unbekannter Umgebung, fremden Pferden und Menschen oder einem nervösen Reiter kann vermindert werden durch die Gabe von 10 Tropfen der folgenden Kombination, je einmal 3 bis 4 Stunden vor dem Ereignis und 30 Minuten vor dem Start: 10 ml Argentum nitricum D 30, 10 ml Gelsemium D 30, Strophantus D30 und 10 ml Alkohol (Ethanol 24%ig).

## Anamnese und Diagnostik

Art und Umfang einer homöopathischen Anamnese hängen zunächst einmal vom individuellen Problem ab. Als Faustregel kann man festhalten: Je akuter, also jünger oder lokaler begrenzt Problem und Ursache bei einem sonst gesunden Pferd sind, desto einfacher und weniger umfangreich gestalten sich Anamnese und Mittelwahl. Je chronischer (also älter) oder je systemischer, also verbreiteter und tiefgreifender Problem oder Ursache sind, desto aufwendiger und umfangreicher ist die Anamnese und die Mittelsuche. Beispiel: Ist das Problem eine Schwellung und die Ursache ein Insektenstich, so liegt das Mittel »Apis« auf der Hand. Handelt es sich dagegen um eine chronische Bronchitis oder eine allergische Hauterkrankung, so wird man das »ähnlichste Mittel« nur nach einer sehr umfangreichen Anamnese finden. Wegen der Fülle an zu berücksichtigenden Informationen und der Wichtigkeit jeder kleinsten Auffälligkeit wird eine solche Anamnese immer schriftlich festgehalten.

Jeder Homöopath entwickelt früher oder später ein eigenes System, nach dem er bei der Anamnese vorgeht. Z. B. Untersuchung von außen nach innen, von vorne nach hinten und von oben nach unten o.Ä. Ein mehrseitiger Anamnesebogen, der diesem System angepasst ist, wird von Anfang bis Ende durchgearbeitet und ausgefüllt. Bei einem alten, sehr vielschichtigen und tief greifenden Problem, bei dem der Patient oft von der Schulmedizin als austherapierter Fall entlassen wird, sähe das etwa so aus: Zunächst fragt der Homöopath, warum er gerufen wurde, und notiert diese Erstinformationen des Besitzers. Dann nimmt er allgemeine Daten auf: Name, Rasse, Geschlecht, Alter etc. Lebensumfeld, also wo und wie wird das Pferd gehalten, ernährt, trainiert etc. Es folgen Informationen zur Vorgeschichte. Wann hatte das Pferd welche

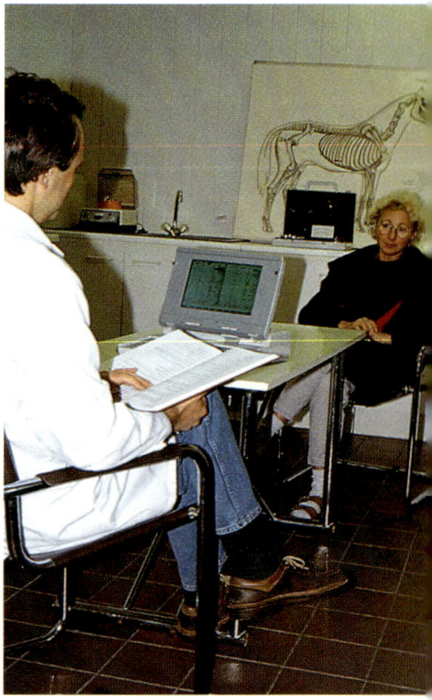

**Der Homöopath wird über das Wesen des Patienten informiert**

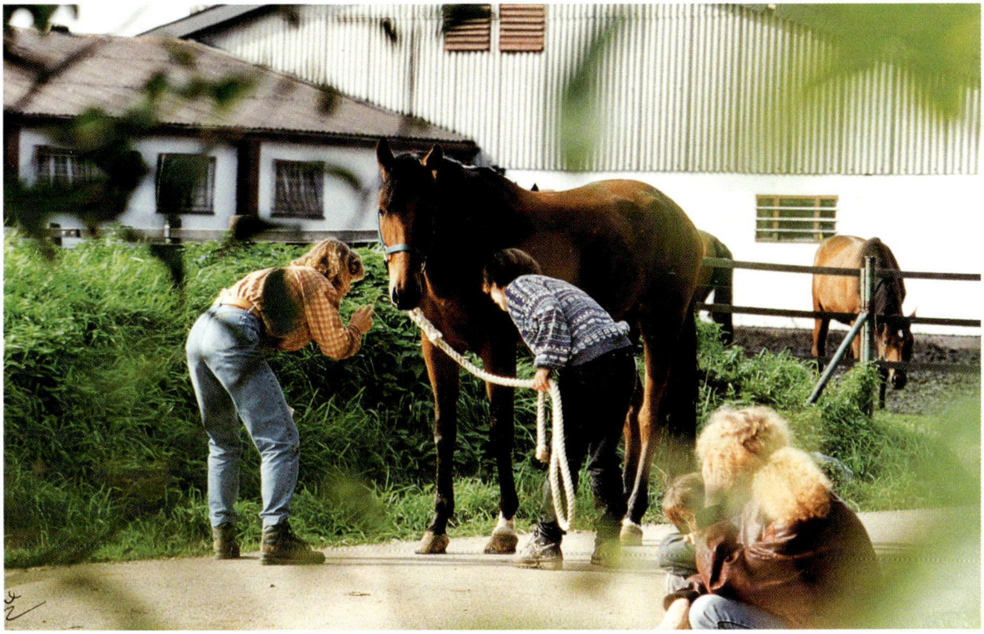

Nach der allgemeinen Aufnahme folgt die ausführliche Untersuchung des Pferdes

Krankheiten, Impfungen, Wurmkuren usw. Parallel verschafft sich der Therapeut einen ersten Geamteindruck des Pferdes und versucht es einem bestimmten Typ zuzuordnen. Nach dieser allgemeinen Aufnahme folgen bereits konkrete Fragen und Beurteilungen sowohl zur Krankheit und Symptomatik als auch zum Patienten, seinen Eigenschaften und Gewohnheiten: Wo tritt welches Problem oder Symptom in welchem Umfang und wie auf? Wann tritt das Problem oder Symptom aufgrund welcher Einflüsse wie auf? Was bessert oder verschlechtert das Symptom? Was ist der Auslöser der Erkrankung? Wie hat sich die Erkrankung entwickelt? Wie verhält sich das Pferd und welchen Eindruck macht es sowohl allgemein als auch gegenüber bestimmten oder unbestimmten anderen Lebewesen (z. B. Umgang mit Menschen, anderen Pferden, Hunden usw.), was mag, kann, macht das Pferd besonders gern oder gut, bzw. was mag es nicht, wo hat es Schwierigkeiten oder Ängste, und wie äußern sie sich jeweils, welche Eigenschaften, welches Verhalten, welche Angewohnheiten fallen als besonders bei diesem Pferd auf? Um vom Pferdebesitzer wirklich alle Informationen zu bekommen, muss der Therapeut sehr geschickt und durchdacht Fragen stellen, denn viele für ihn wichtige Informationen sind für den Besitzer so zur Normalität geworden, dass er sie gar nicht als besonders herausstellen würde, z. B. »Pferd mochte noch nie Äpfel«. Für ein Pferd ist das ungewöhnlich. Da sich erst bei der Auswertung der Anamnese herausstellt, ob und wie wichtig dieses Symptom für die Arzneimittelwahl ist, muss der Therapeut auch diese nebensächlich erscheinende Information haben. Zuletzt wird der Therapeut das Pferd meist nach einem Kopf-zu-Fuss-, vorne-nach-hinten- und außen-nach-innen-Schema genau untersuchen. Jedes Organ (Nüster, Augen, Haut und Schleimhaut, Lunge, Verdauungstrakt etc.) wird einzeln genau unter die Lupe genommen, und jede kleinste Auffälligkeit wird, eventuell begleitet durch zusätzliche Fragen an den Besitzer, festgehalten. Untersucht wird je nach Organ mit den Augen (wie sieht es aus), den Händen (wie fühlt es sich an, was wird ertastet, wie ist die Temperatur), mit der Nase (wie riecht es) und mit den Ohren (wie hört es sich an). z. B. hält der Therapeut auf seinem Anamnesebogen unter »Nüster« fest: geringer Ausfluss links, weiß, leicht seifig, mild, Auftreten nur nach Heufütterung (was er vom Besitzer durch Befragung erfuhr).

**In einem gesunden Pferd arbeiten das körpereigene Informations-, Abwehr- und Reparatursystem nahezu perfekt zusammen**

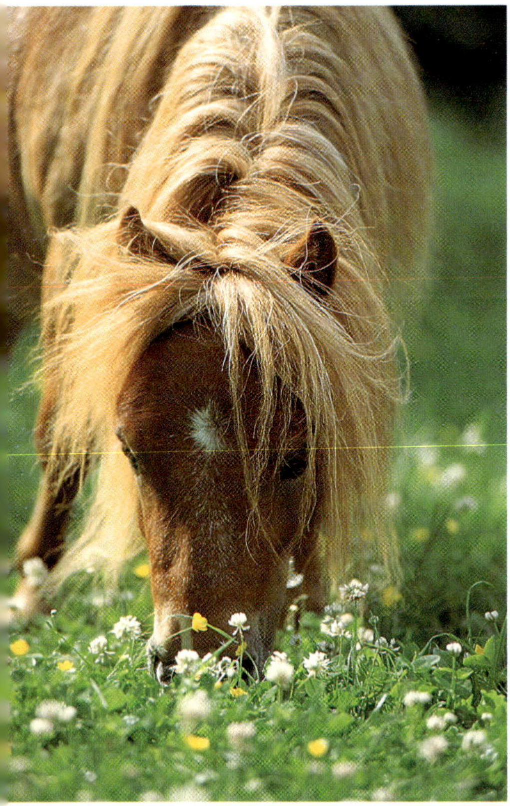

Nachdem der Therapeut so das gesamte Pferd durchgecheckt hat, verfügt er über eine umfangreiche Symptomsammlung, die nun ausgewertet werden muss. Eine solche Auswertung kann sehr aufwendig sein und eventuell mehrere Stunden dauern. Er wird also die Anamnese mitnehmen und dem Besitzer erst später oder am nächsten Tag das passende Mittel mit entsprechender Dosieranleitung nennen können. Zur Auswertung der Anamnese benötigt der Therapeut zwei Dinge: ein sogenanntes Repertorium und eine Sammlung der Arzneimittelbilder. Das Repertorium ist ein Werk, in welchem sämtliche Symptome, die in irgendwelchen Arzneimittelbildern vorkommen, nach einem bestimmten Schema (z. B.

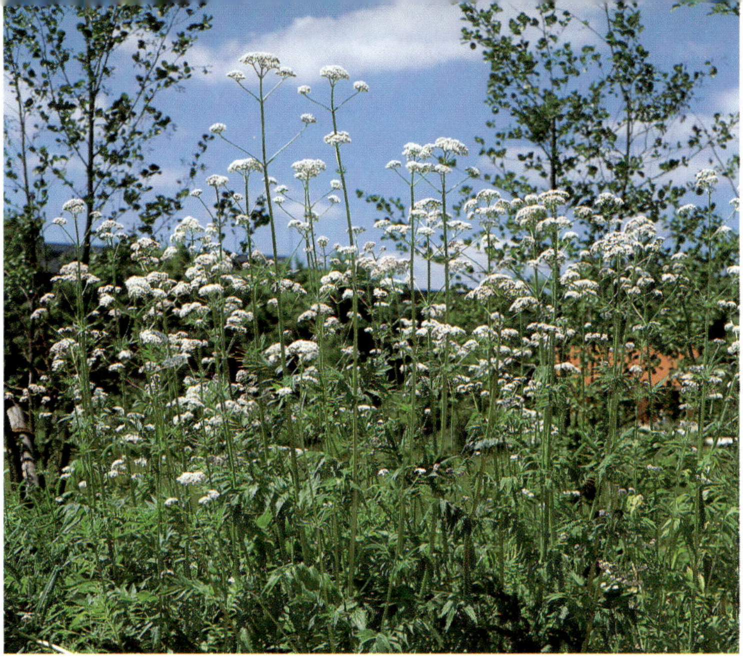

Echter Baldrian – Valeriana – findet sowohl pur, also phytotherapeutisch, als auch homöopathisch Verwendung

Kopf zu Fuß usw.) und innerhalb desselben alphabetisch aufgeführt sind. Dahinter finden sich alle Mittel aufgeführt, die dieses Symptom in ihrem Bild haben. Je nach Bedeutung des Symptoms im Bild eines Mittels, ist es in seiner Wertigkeit gekennzeichnet. Der Therapeut wird die Symptome aus der Anamnese entsprechend ihrer zentralen Bedeutung, Eindeutigkeit und Besonderheit in dem individuellen Fall herausfiltern und für diese die möglichen Mittel mit Hilfe des Repertoriums zuordnen. Am Ende erfolgt eine Auswertung des Gesamtergebnisses, die dann unter Umständen ein, zwei oder fünf Mittel herauskristallisiert, die besonders gut passen. Mit Hilfe der entsprechenden Arzneimittelbilder, die in der sogenannten »Materia Medica« zusammengefasst sind, wird er nun analogisieren – die Arzneimittelbilder mit dem Bild des Patienten vergleichen. Das Mittel mit dem ähnlichsten Bild ist das Mittel der Wahl. Am Ende steht die Wahl der Potenz des Mittels und die Häufigkeit der Verabreichung. Als grobe Faustregel lässt sich hier merken: Akute Beschwerden – tiefe Potenzen und stündliche oder mehrmals tägliche Gaben. Beschwerden am Übergang von akut zu chronisch – mittlere Potenzen, tägliche Gaben, evtl. nur alle paar Tage. Chronische Beschwerden – hohe Potenzen, einmalige oder sehr seltene Gaben in mehrwöchigen Abständen.

## Anwendung und Therapie

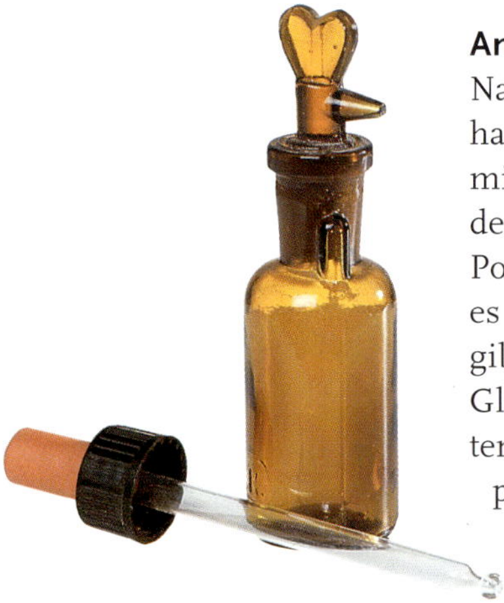

Homöopathische Arzneimittel können in Tropfen, als Globuli oder in Tablettenform verabreicht werden

Nachdem der Therapeut das passende Mittel gefunden hat, wird er es dem Tierbesitzer in der richtigen Potenz mit genauer Anweisung, wie häufig es verabreicht werden soll, aushändigen. Oder er nennt ihm das Mittel mit Potenzangabe (z. B. Apis D3), sodass der Pferdebesitzer es sich aus der Apotheke besorgen kann. Homöopathika gibt es in unterschiedlichen Zubereitungsformen: als Globuli (Streukügelchen auf Laktosebasis) oder Tabletten, als Tropfen oder Injektionslösungen. Da das homöopatische Mittel am schnellsten wirksam über die Maulschleimhaut aufgenommen werden kann, gebe ich am liebsten Tropfen, die ich direkt ins Maul eingebe oder auf ein Leckerli tropfe. Einige Nahrungsmittel (besonders starke ätherische Öle) oder künstliche Wirkstoffe (z. B. viele Schulmedikamente) können die Wirksamkeit homöopathischer Arzneimittel beeinträchtigen oder vollständig verhindern. Darum sollte während einer homöopathischen Behandlung auf die Fütterung von Kräuterfuttern und künstlichen Zusatzpräparaten verzichtet und der Therapeut bei der Anamnese über jede vorangegangene oder laufende Behandlung mit Medikamenten unterrichtet werden. In der Homöopathie ist für die Wirkung nicht die Menge eines Mittels, sondern lediglich die Häufigkeit der Gabe und die Potenz des Mittels von Bedeutung. Bei Pferden gibt man etwa 15 bis 20 Globuli oder Tropfen oder 3 bis 4 Tabletten pro Gabe. Je nach individuellem Fall, Mittel und Potenz ist bei richtiger Mittelwahl mehr oder weniger schnell mit einer Wirkung zu rechnen. Tritt nach Verabreichung eines Mittels eine Besserung ein, kann man davon ausgehen, dass Mittel und Potenz genau richtig ausgewählt wurden. In der Regel – der Therapeut muss hier aber genaue, individuelle Anweisungen geben – wird, wenn eine Reaktion des Organismus eintritt, die Häufigkeit der Gaben reduziert oder die Gabe bis zum Stillstand des Heilungsprozesses ausgesetzt.

Häufig kommt es nach Gabe eines Mittels auch zu sogenannten Erstverschlimmerungen: Einige oder alle Symptome verschlimmern sich kurzfristig, bevor es zu deutlichen Besserungen kommt. Dies sind zuverlässige Anzeichen dafür, dass das richtige Mittel gewählt wurde. Sehr heftige Erstverschlimmerungen bedeuten aber auch, dass die gewählte Potenz nicht ideal war. Meistens wurde eine zu tiefe Potenz genommen. Kommt es zu einer solch heftigen Erstverschlimmerung, wartet man mit der nächsten Gabe des Mittels ab, bis die Erstverschlimmerung abgeklungen ist. Erst danach wird das Mittel, evtl. in anderer Potenz, weiter verabreicht. Im Laufe des Heilungsprozesses, also wenn das passende Mittel verabreicht wurde und eine Reaktion des Organismus erfolgt ist, kann es bei vielschichtigen, tiefgreifenden Erkrankungen zu Änderungen der Symptomatik kommen. So kann der Husten, wegen dem der Therapeut gerufen wurde, verschwinden, aber gleichzeitig ein Hautpilz wieder auftreten, den das Pferd vor fünf Jahren schon einmal hatte und den der Tierarzt mit Antimykotika symptomatisch behandelt, also unterdrückt hatte. Diese Reaktion wird durch das sogenannte »Heringsche Gesetz« erklärt. Es besagt, dass Heilung nur von innen nach außen, von oben nach unten, von heute nach früher verlaufen kann. Das von »heute nach früher« erklärt die Entstehung und damit auch den Heilungsverlauf besonders chronischer Erkrankungen: Anfangs äußere Symptome einer Störung werden unterdrückt (z. B. der Pilz). Die Störung zieht ihre Symptomatik nach innen zurück und äußert sich nun über z. B. Lungenprobleme. Bei der erfolgreichen Therapie einer so entstandenen Erkrankung kommt es darum häufig vor, dass mit jedem erfolgreich therapierten, jüngeren, weiter innen liegenden Symptom, ein älteres, weiter außen liegendes, vorher unterdrücktes Symptom wieder zum Vorschein kommt. Der Therapeut muss die-

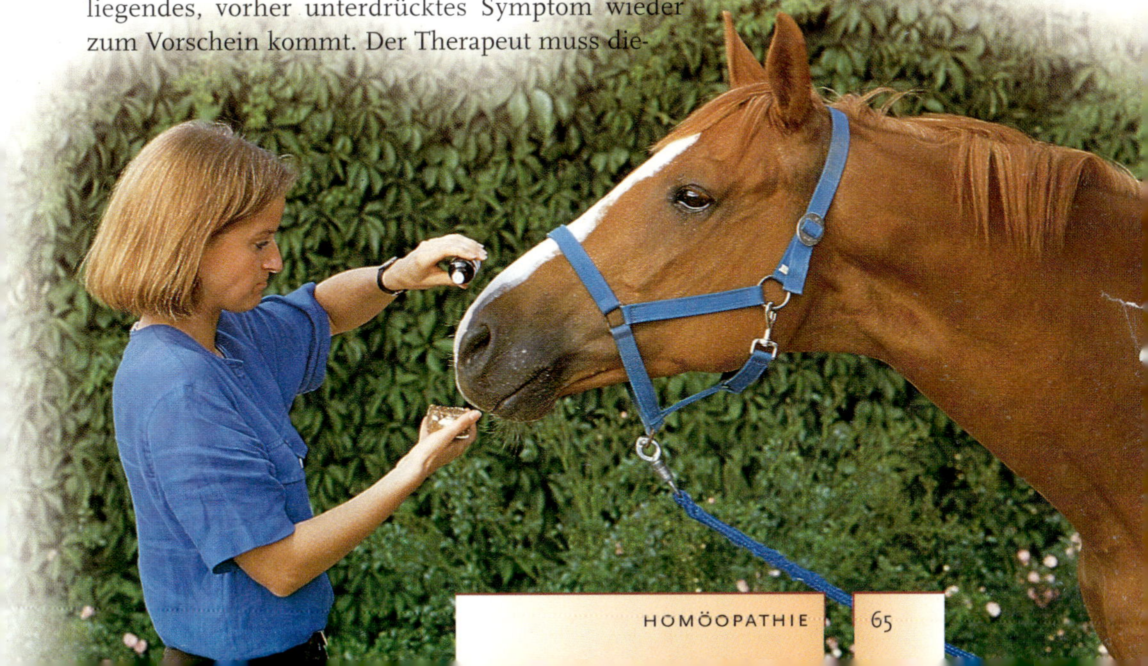

**Dieses Pferd weiß schon, was kommt und nimmt seine Medizin gerne**

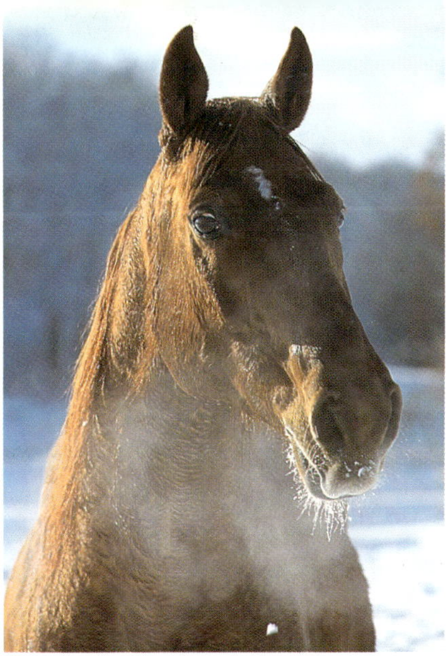

Die Anregung der körpereigenen Abwehr durch Homöopathie fördert die Gesunderhaltung auch unter extremen Wetterverhältnissen

sen Therapieverlauf genau vefolgen, da im Verlauf des Heilungsprozesses mit der Änderung der Symptomatik meist auch eine Änderung des Mittels erforderlich wird. Ein Therapieverlauf, dessen Symptomatik nach dem Heringschen Gesetz verläuft, ist ein Zeichen für fortschreitende Heilung. Ein umgekehrter Verlauf dagegen ist Anlass zu höchster Sorge, da er eine Verschlechterung, ein Fortschreiten des Krankheitsprozesses, signalisiert.

Daraus erklärt sich, warum die klassische Homöopathie meist nur ein einziges, nämlich das ähnlichste Mittel zur Zeit einsetzt. Sie lehnt eine so genannte Komplexmitteltherapie weitestgehend ab. Komplexmittel sind Fertigmischungen mehrerer verschiedener Homöopathika, die alle dasselbe Symptom (z. B. Husten oder Bauchschmerz) in ihrem Azneimittelbild haben. Zwangsläufig ergeben solche Mischungen durch Überschneidungen oder genau gegensätzliche Symptome in den Arzneimittelbildern oft Irritationen und Aufhebungen einzelner Informationen. Fertige Komplexmittel werden bevorzugt von Menschen eingesetzt, die sich mit Homöopathie nicht auskennen oder denen die zu leistende Vorarbeit zur Mittelfindung zu kompliziert ist. Nach dem Motto »eines der Mittel wird schon helfen« werden eben alle gegeben. Die zunehmende Abgabe homöopathischer Komplexmittel an Pferdebesitzer durch Therapeuten, die Homöopathie gar nicht beherrschen, ist kritisch zu beurteilen. Der steigenden Nachfrage der Pferdehalter nach solchen Therapien wollen besonders einige Tierärzte gern nachkommen. Ein Therapeut, der Homöopathie für unwirksamen Humbug hält und trotzdem bei Virusinfekten, Atemwegserkrankungen und Koliken homöopathische Komplexmittel verabreicht oder verschreibt, muss sich fragen lassen, warum er den Tierbesitzer mit einem zum Placebo degradierten Mittel zu täuschen sucht.

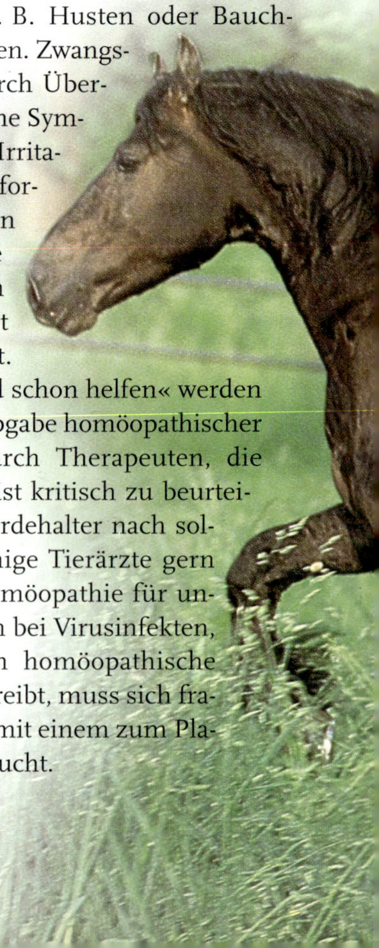

Aufgrund ihres Therapieansatzes, der Regulation gestörter Funktionskreisläufe im Organismus, um ihm lediglich zu helfen, sich selbst zu helfen, ist Homöopathie beim Pferd ähnlich wie die Phytotherapie zumindest als begleitende, häufig aber auch als alleinige Therapie bei nahezu jedem Problem angezeigt. Ihre Grenzen hat sie wie jede Therapie dort, wo nichts mehr ist, das man heilen könnte weil es bereits tot ist (z. B. ein abgestorbener Darmteil).

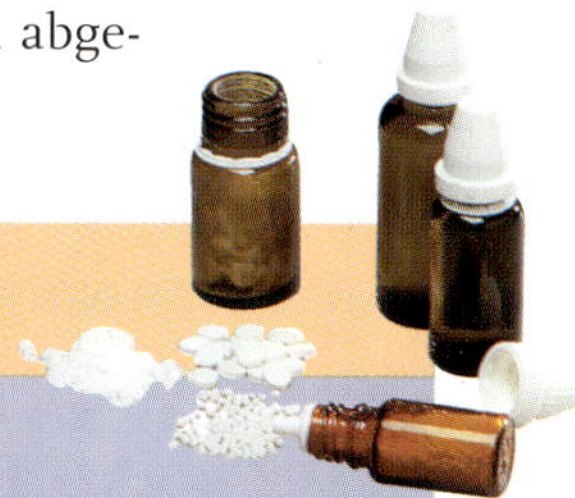

## Wo Homöopathie beim Pferd besonders angezeigt ist:

- **KONSTITUTION** Regulation der allgemeinen körperlichen, geistigen und seelischen Verfassung
- **CHRONISCHE ERKRANKUNGEN** durch schrittweise Rückführung der Erkrankung zur Ursache nach dem Heringschen Gesetz (von innen nach außen ...)
- **NACH MEDIKAMENTENTHERAPIE** Umstimmung und Stoffwechselaktivierung zwecks »Entgiftung« und zur Rehabilitation
- **AUSSERDEM KRANKHEITEN DES VERDAUUNGSTRAKTES, INFEKTIONSERKRANKUNGEN, NERVÖSE, PSYCHISCHE UND HORMONELLE BESCHWERDEN, ALLERGISCHE ERKRANKUNGEN**

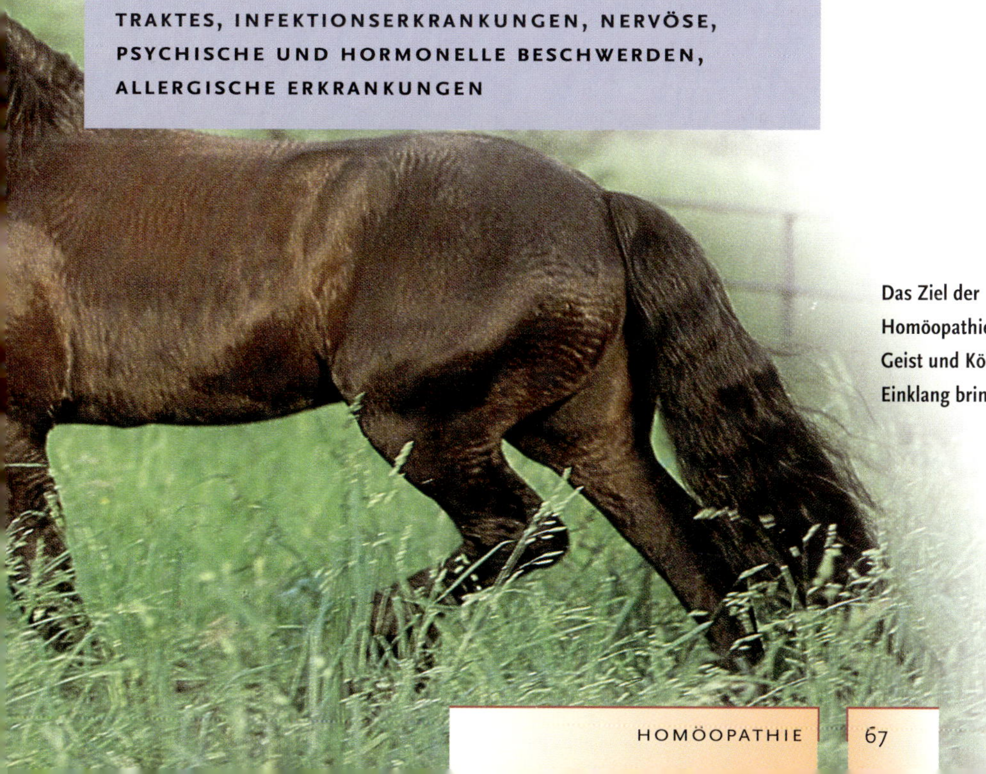

Das Ziel der Homöopathie: Seele, Geist und Körper in Einklang bringen

## Physiotherapie

Hinter dem Begriff Physiotherapie im naturheilkundlichen Sinne verbirgt sich genau genommen eine Vielzahl verschiedener Therapiearten, die alle eines gemeinsam haben: Sie behandeln in ihrer Funktion gestörte Körperteile oder Funktionsabläufe ausschließlich durch reizsetzende, manipulierende oder regulierende Anwendung naturgegebener physikalischer Einflüsse. Zu diesen Therapien zählen unter anderem manuelle Therapien (z. B. Massage, Lymphdrainage, Ostheopathie, Chiropraktik), Hydrotherapie (verschiedene Wasseranwendungen, z. B. kalt und warm), Bewegungstherapie (z. B. Gymnastik) oder Elektrotherapie (z. B. Magnetfeldtherapie).

Physiotherapien sind naturgegeben und ihre Anwendungen finden statt, seit es lebende Organismen auf der Erde gibt. Ob Mensch, Pferd oder sonst ein Lebewesen – jedes nutzt dieselben physikalischen Einflüsse unbewusst, die bei der physiotherapeutischen Anwendung bewusst und zielgerichtet eingesetzt werden: Wir recken und strecken uns nach dem Schlaf, um jene Funktionen zu aktivieren, die auch durch Bewegungstherapie und Lymphdrainage beeinflusst werden, und jeder hat schon einmal eine Prellung gekühlt. Pferde buckeln, um Verspannungen zu lösen, betreiben Massage beim Wälzen, und gegenseitiges Fellkraulen ist fester Bestandteil ihres Sozialverhaltens. Die meisten Physiotherapien sind in ihrer Wirksamkeit unumstritten und in ihrer Wirkungsweise wissenschaftlich lückenlos erklärbar.

Verspannungen der Muskulatur lassen sich ertasten

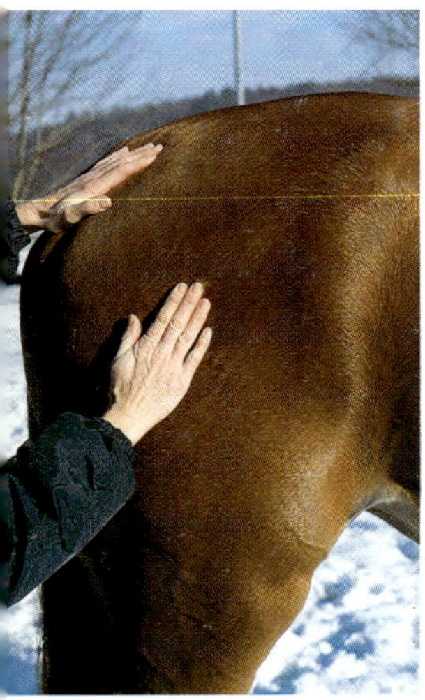

In der Humanmedizin hat Physiotherapie ihren festen Platz und besitzt besonders im Rehabereich nach – häufig operativen – Korrekturen oder Reparaturen am Bewegungsapparat den wichtigsten Stellenwert. Auch in der Vorsorge gewinnt Physiotherapie an Bedeutung. Gefährdete Strukturen, z. B. Knochen und Gelenke, werden durch gezielte Physiotherapie entlastet, indem man die Belastung einerseits minimiert (Haltungs- und Bewegungsschulung) und andererseits stärker durch weniger anfällige Strukturen abfangen lässt (z. B. Muskelaufbau). Wenn sich ein Kleinkind vor 50 Jahren schlecht bewegte oder hielt, ignorierte man dies – es würde sich schon zurechtwachsen. Heute weiß man, dass gerade im Kindesalter, wo sämtliche Gewebe noch wachsen, extrem anpassungsfähig und bis zu einem gewissen Maße umformbar sind, die größten Möglichkeiten bestehen, mit physio-

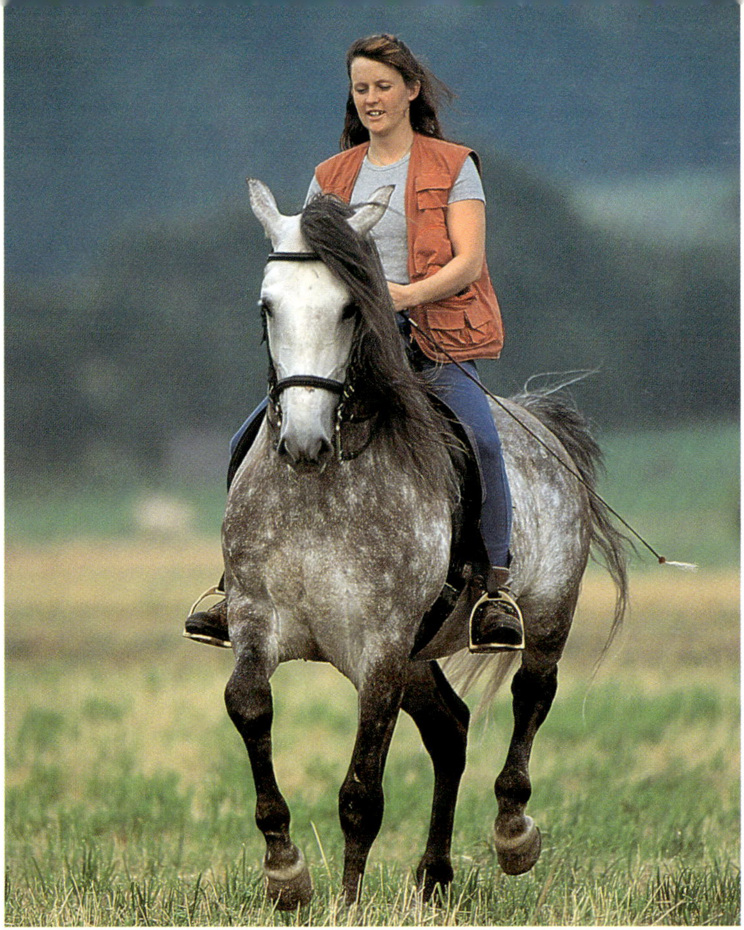

Ein gelöster Galopp ist nur möglich mit einem Pferd, das keine Blockaden in der Wirbelsäule hat

therapeutischen Maßnahmen Korrekturen vorzunehmen, die verhindern, dass es zu Fehlbelastungen und Spätschäden kommt. Verglichen mit ihrem großen Stellenwert in der Humanmedizin ist die Physiotherapie in der Tiermedizin immer noch ein Stiefkind. Lediglich für ein paar Hochleistungssportler unter den Pferden ist der Physiotherapeut so vertraut wie der Schmied. Ansonsten gibt ein am Pferd hantierender Physiotherapeut für Pferdehalter, Schmiede und sogar Tierärzte in unseren Ställen immer noch ein eher exotisches Bild ab. Zu verstehen ist das kaum, zumal besonders bei Erkrankungen des Bewegungsapparates die Physiotherapie so manche Operation überflüssig machen könnte und viele Beschwerden allein durch eine Spritze, ohne physiotherapeutischen Ansatz niemals ursächlich und damit erfolgreich behandelt werden können.

## Physiotherapien: So wirken sie

Sämtliche für das Pferd sinnvollen Physiotherapien und ihr komplettes Anwendungsspektrum erklären zu wollen würde zu weit führen.

Ich werde mich hier auf die etwas intensivere Vorstellung von Massage und Lymphdrainage beschränken, da zum einen für beide Therapien nahezu jedes Reitpferd irgendwann Bedarf hat und sich der Pferdehalter andererseits auch durch einen entfernter sitzenden Therapeuten relativ leicht so einweisen lassen kann, dass er Zwischenbehandlungen selbst vornehmen kann.

**Ein Physiotherapeut muss jeden einzelnen Muskel des Pferdes in seinem Aufbau und seiner Funktion kennen, um sinnvoll behandeln zu können**

**MASSAGE** ist eine manuelle Therapie, die primär die Muskulatur behandelt. Der Skelettmuskel ist gut durchblutet und besteht aus mehreren Bündeln von Muskelfasern, die, umgeben von Bindegewebe, locker in gleicher Richtung beieinander liegen und insgesamt von einer Bindegewebshülle als Muskel zusammenge-

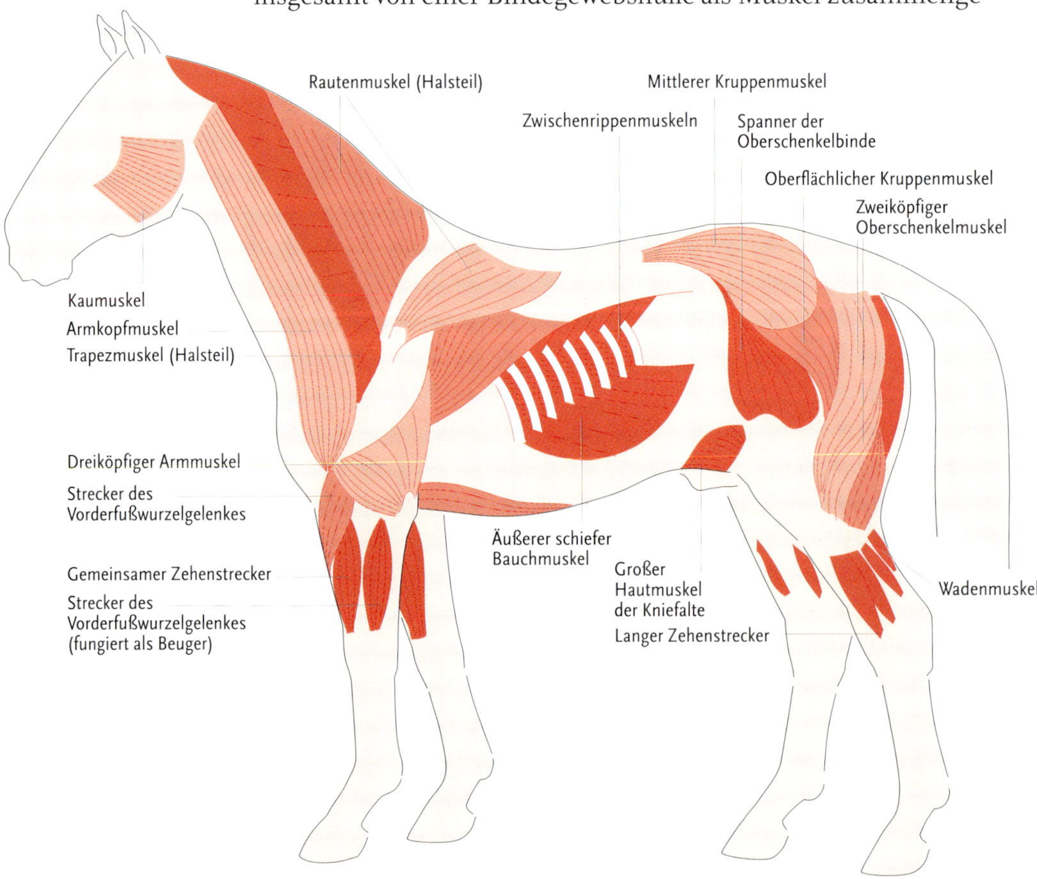

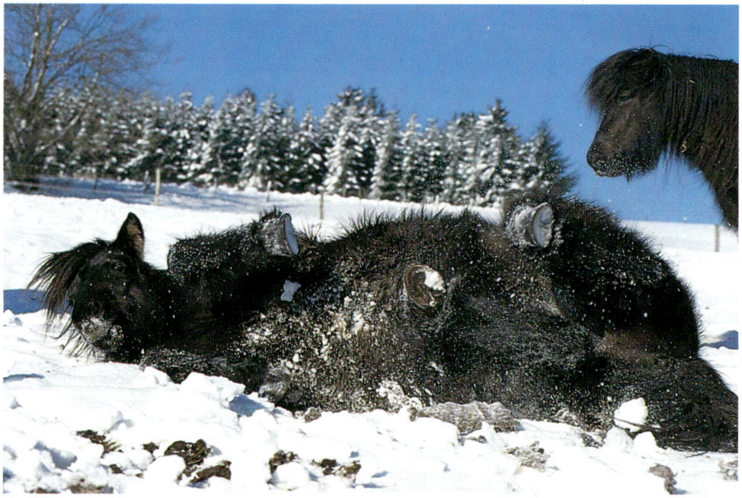

Wälzen ist neben Fellpflege eine gute Massage

halten werden. Durch Nervenreize wird der Muskel zur Kontraktion gebracht, indem sich die kleinsten Bestandteile aller Muskelfasern ineinander schieben. Die Folge ist eine Verkürzung, eine Kontraktion des Muskels. Hierfür braucht der Muskel Energie, die er aus der Verbrennung von Glukose mit Sauerstoff (aus dem Blut) bezieht. Unterforderung (z. B. Stehzeit während Krankheit), Überbelastung (z. B. untrainiertes Pferd soll Leistung bringen), Fehlbelastungen (z. B. erzwungene Dauerkontraktion durch fehlerhafte Reiterhilfen oder ungünstige Haltungsbedingungen), Krankheiten oder Verletzungen führen zu unterschiedlichsten Problemen, wie mangelhafter Ver- und Entsorgung, Verklebungen der Muskelfasern oder Aufbau einer Dauerkontraktion, die die Funktionsfähigkeit der Muskulatur, oft von Schmerz begleitet, stark beeinträchtigen.

Bei der Massage wird mittels unterschiedlicher Grifftechniken mit der Hand (z. B. reiben, streichen, kneten, klopfen, schütteln etc.) ein einzelner Muskel oder eine Muskelgruppe gezielt und abgestimmt auf das jeweilige Problem durch Reizsetzung und direkte Manipulation behandelt. Die Massage bewirkt dabei eine Aufhebung von Verklebungen und damit Wiederherstellung der Kontraktionsfähigkeit, Durchblutungssteigerung, Stoffwechselverbesserung und Stimulation oder Beruhigung der Nervenreize, die den Muskel zur Kontraktion veranlassen.

**LYMPHDRAINAGE** ist eine manuelle Therapie, die das Lymphsystem anregt. Lymphe besteht aus klarer Flüssigkeit, die aus dem Blut ins Gewebe austreten und dabei Nährstoffe zu den einzelnen Zellen transportieren kann. Außerdem entsorgt sie die im Zellstoffwechsel anfallenden Abfälle und transportiert und lagert die in den Lymphknoten gebildeten Lymphozyten. Da viele »Abfälle« zu groß sind, um ins Blut zurückwandern zu können, gibt es parallel zum venösen Blutkreislauf verlaufende Lymphbahnen. Ihre offenen Enden liegen mit kleinen Ankerfasern befestigt im Gewebe. Durch Zug auf die Fasern werden die Lymphbahnen weit geöffnet, sodass die Lymphe mit ihrem Restabfall einfließen kann. Die Lymphbahn selbst hat eine Eigenmuskulatur, die sich erst auf einen Dehnungsreiz hin in Bewegung setzt und so zusammen mit Rücklaufsperren die Lymphe vorwärts transportiert. Nach Filtrierung in den Lymphknoten fließt die Lymphe zurück ins Blut. Lymphe ist sehr zähflüssig und hat die Eigenschaft, sich zunehmend zu verdicken und zu verhärten, wenn sie zu lange im Gewebe bleibt, bis sie ihre Fließfähigkeit ganz verliert. Damit der Lymphfluss in Gange kommt, muss Zug auf die Ankerfasern ausgeübt und die Eigenmuskulatur der Lymphgefäße gereizt werden. Dies geschieht automatisch, wenn der Kör-

**Besonders der Sattellage ist Aufmerksamkeit zu widmen – schlecht passende Sättel verursachen dem Pferd starke Schmerzen**

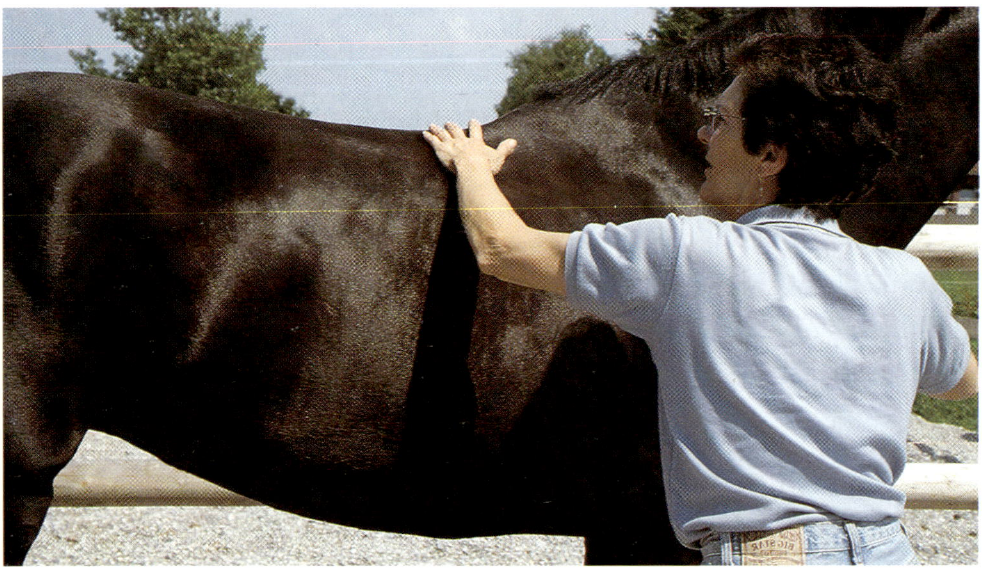

per in Bewegung ist, sich dehnt und streckt. Dicke Beine beim Pferd sind eine Ansammlung nicht abtransportierter Lymphe. Auch Schwellungen nach Verletzung sind Lymphansammlungen, die schneller entstanden, als sie abtransportiert werden konnten. Lymphdrainage zieht durch sehr sanfte und langsame Bewegungen der Haut mit der Hand an den Ankerfasern und stimuliert durch den entstehenden Fülldruck die Eigenmuskulatur der Lymphbahnen.

**CHIROPRAKTIK** behandelt Fehlstellungen und Blockaden an und über die Wirbelsäule mittels gezielter Manipulations- und Mobilisationstechniken, die indirekt auch Einfluss auf Probleme an Gelenken und Weichteilen nehmen.

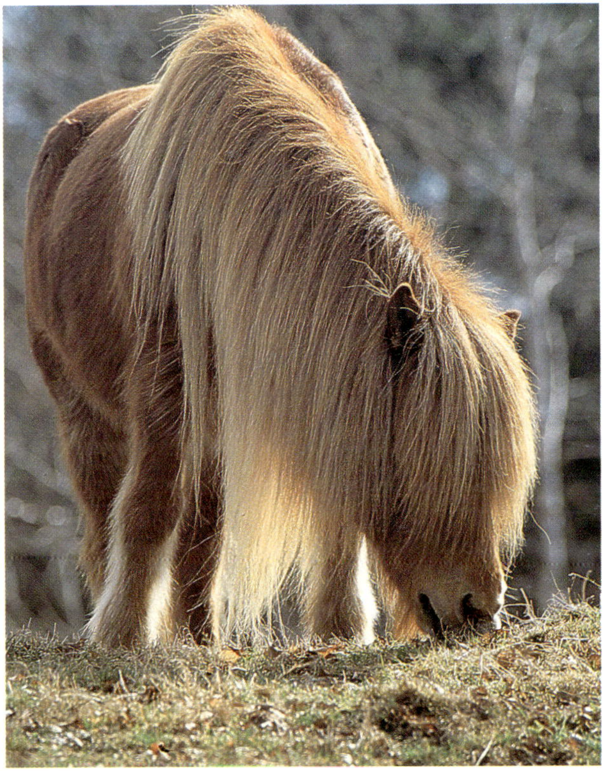

Beim Fressen senken Pferde ihren Kopf – dadurch lösen sich Verspannungen, und das Nackenband wird gedehnt

**OSTEOPATHIE** ist der Chiropraktik verwandt Sie berücksichtigt aber neben der Wirbelsäule alle Gelenke des Bewegungsapparates, Bänder, Sehnen und mit dem Bewegungsapparat in Verbindung stehende Weichteile auch durch direkte Manipulation. Fast jedes Reitpferd hat die eine oder andere Blockade, die seine Leistungsfähigkeit beeinträchtigt und therapiebedürftig ist. Doch beide Therapien bergen auch große Risiken, wenn sie nicht von gut ausgebildeten Spezialisten ausgeführt werden. Weder Selbstversuche noch die Therapie durch jemanden ohne fundierte Ausbildung und gute Empfehlung (z. B. vom Zentrum für Pferdeosteopathie in Dülmen) sollten hier angewandt werden.

**HYDROTHERAPIE** ist die Therapie mit Wasser, die unterschiedliche Reize auf die Haut, die darunter liegenden Strukturen sowie die Nerven setzt. Unter anderem wirkt sie zum Beispiel je nach Anwendung durchblutungsfördernd oder -hemmend.

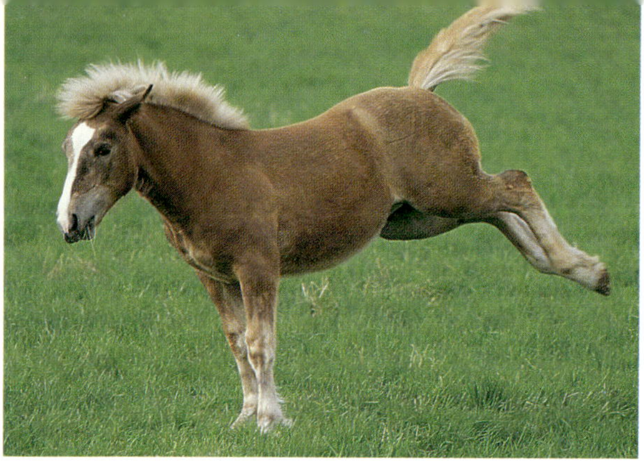

Ausgelassenes Toben auf der Weide ist wichtig für eine lockere Muskulatur

## Anamnese und Diagnostik

Bei sämtlichen Therapien wird der Therapeut sich zunächst vom Pferdebesitzer die Vorgeschichte des Pferdes und die bestehenden Probleme ausführen lassen.

Bei der Lymphdrainage wird er zunächst den allgemeinen Gesundheitszustand des Pferdes überprüfen und ausschließen, dass eine Herzinsuffizienz oder eine von Viren, Pilzen oder Bakterien begleitete Entzündung vorliegt. In beiden Fällen wäre Lymphdrainage fehl am Platz. Danach wird er sich bereits dem eigentlichen Problem zuwenden und mit der Lymphdrainage beginnen.

Bei allen anderen manuellen Therapien, also z. B. Massage, Bewegungstherapie, Osteopathie oder Chiropraktik, wird der Therapeut das gesamte Pferd insbesondere hinsichtlich seines Bewegungsapparates durchchecken. Jeder Therapeut hat da seine eigene Reihenfolge, doch insgesamt werden alle nachfolgenden Schritte ausgeführt, da nur so eindeutig beurteilt werden kann, welche Probleme vorliegen und wo sie ihre Ursache haben. Die Untersuchungsschritte beinhalten:

- Beurteilung des Pferdes, seines Körperbaus, des Gesamteindruckes und seiner Haltung im Stand,
- Abtasten, Abdrücken oder Abstreichen der Muskulatur zum Aufspüren von beispielsweise schmerzhaften, verhärteten, über- oder vermindert reagierenden (auf z. B. Druckimpulse) Muskeln,

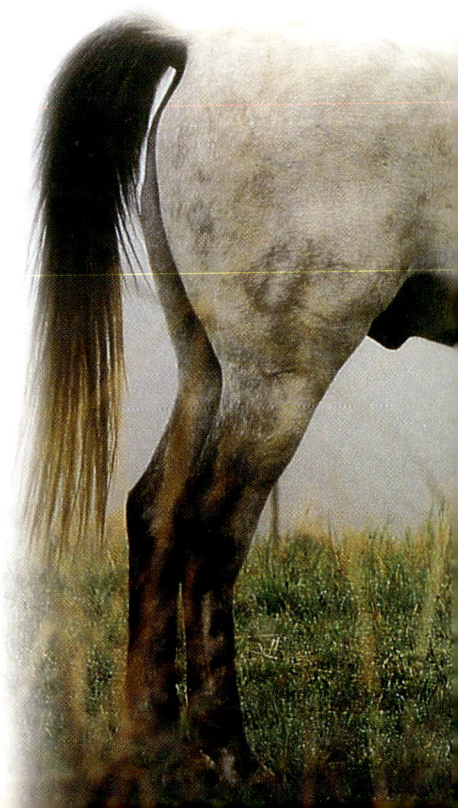

- Überprüfung von Sehnen und Bändern auf z. B. Schwellungen, Verhärtungen oder Verklebungen,
- Beurteilung des Pferdes in der Bewegung, sowohl auf der Geraden als auch auf einem engen Kreis, im Schritt und Trab und gegebenenfalls im Galopp, von vorne, hinten und von der Seite zum Feststellen von Unregelmäßigkeiten im Bewegungsablauf oder Blockaden bei bestimmten Bewegungen.
- Überprüfung der Beweglichkeit und Funktionsfähigkeit von Bändern, Sehnen, Muskeln und Gelenken jedes einzelnen Körperteils im Stand durch z. B. dehnende, streckende, beugende, biegende oder bei den Beinen dem jeweiligen Gelenk angepasste kreisende Übungen und Bewegungen.

Nachdem der Therapeut das Pferd durchgecheckt hat, wird er dem Besitzer seinen Befund erklären und ausführen, wie er das Problem therapeutisch angehen will.

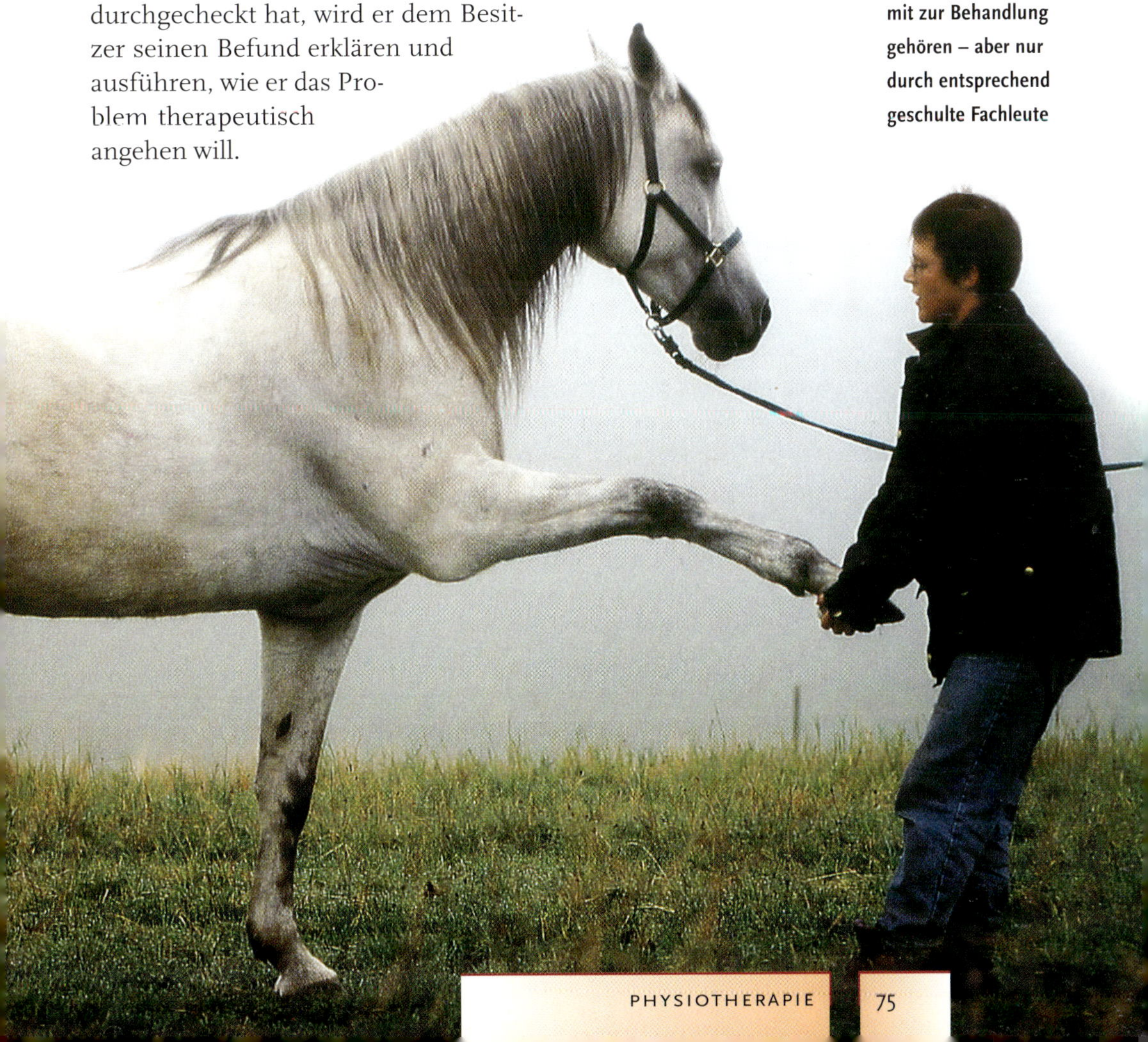

**Solche Dehnung kann mit zur Behandlung gehören – aber nur durch entsprechend geschulte Fachleute**

PROFI·TIPP

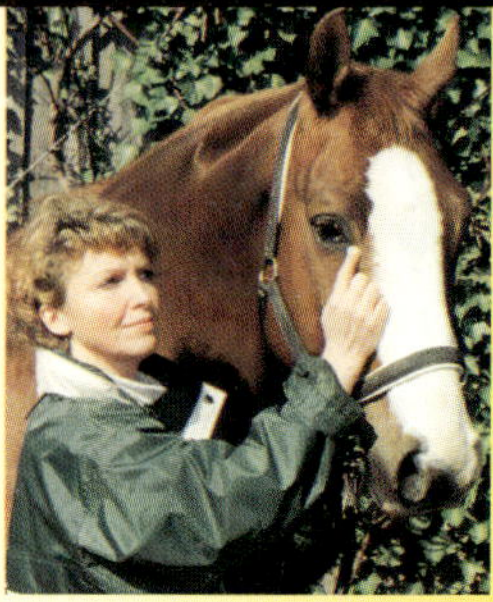

**Dr. Ina Gösmeier**

Um eine optimale Akupressur durchzuführen, sollte zuerst ein erfahrener Akupunkteur zusammen mit dem Besitzer das Pferd untersuchen und feststellen, ob überhaupt ein Energieungleichgewicht besteht und wie man dieses behandeln kann. Allerdings besitzt jeder Akupunkturpunkt nicht nur eine einzige Wirkung. Deshalb kann ein Punkt für verschiedene Probleme eingesetzt werden. Meistens müssen Punkte miteinander kombiniert werden, um eine optimale Behandlung zu erreichen.

## Anwendung und Therapie

Die Anwendung der verschiedenen Therapiearten unterscheidet sich teilweise enorm:

Bei der Massage werden die zu behandelnden Muskeln oder Muskelgruppen zunächst durch Streichungen, deren Druck sich nur mit zunehmender Entspannung langsam erhöht, behandelt. Sie führen zu einer Anregung der Durchblutung und des Lymphsystems und setzen beruhigende und entspannende Reize auf die Nerven. Anschließend folgen eine Vielzahl unterschiedlichster Griffe, von denen einer immer etwas tiefer in das Gewebe vordringen kann als der vorangegangene. Das Muskel- und Bindegewebe wird praktisch von außen nach innen schrittweise gelockert, zu besserer Durchblutung und aktiverem Stoffwechsel angeregt, und es werden Verhärtungen und Veränderungen im Muskelgewebe ertastet und aufgelöst. Am Ende jeder Massage steht abschließend immer wieder eine Streichung. Leichte Probleme können häufig durch ein oder zwei Massagen behoben werden. Sehr großflächige oder tief gehende, schwere Probleme benötigen jedoch meistens mehrere Sitzungen mit dem Therapeuten.

Bei der Lymphdrainage erfolgt die Therapie entlang der Lymphbahnen zunächst beginnend am Lymphabfluss in Richtung des Problems, also der abzubauenden Flüssigkeitsansammlung. Dies geschieht, um die bereits in den Lymphbahnen befindliche Lymphe erst abzuleiten, also praktisch den Abfluss zunächst zu befreien. Anschließend erfolgt die Drainage, beginnend bei dem Problem, zurück zum Abfluss. Wie die Massage hat auch die Lymphdrainage mehrere Grifftechniken. Sie unterscheiden sich jedoch massiv voneinander. Die Griffe derLymphdrainage werden extrem langsam

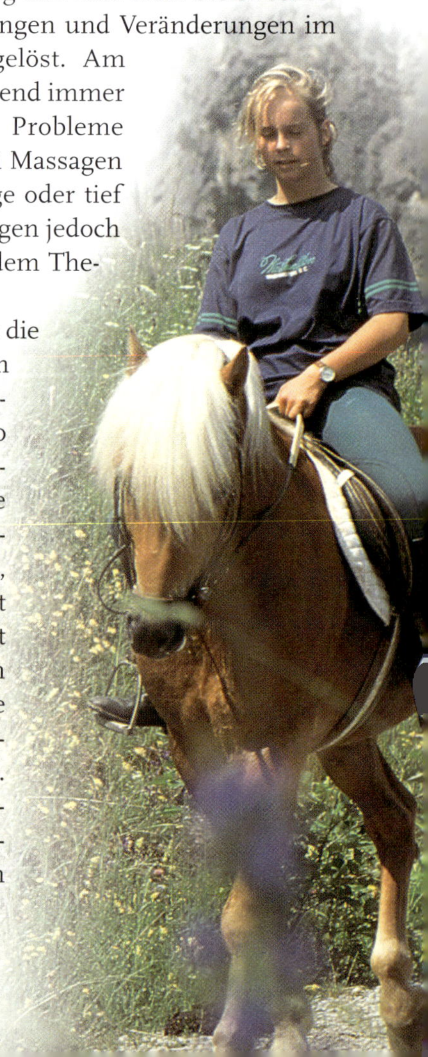

und vollkommen druckfrei ausgeführt. Lediglich die Haut soll gerade so leicht bewegt werden, dass ein Zug an den Ankerfasern entsteht, die die Lymphbahnenden öffnen, und damit die Eigenmuskulatur der Lymphbahnen zur Aktion angeregt wird. Zu schnelle Bewegungen würden wirkungslos bleiben, weil die Lmphe zu zäh ist, um schnell genug in die nur kurz geöffneten Lymphbahnen einzufließen, und weil die Eigenmuskulatur der Lymphbahnen nur mit Fülldruck träge in Gang kommt. Ist sie jedoch erst einmal aktiviert, dann entsteht eine Eigendynamik, die sehr lange anhält. Lymphdrainage sieht ziemlich unspektakulär aus, und wer nicht weiß, was Lymphdrainage ist und wie und warum sie wirkt, ist leicht geneigt, einen Therapeuten, der scheinbar ohne etwas zu machen »die Hand auflegt«, für einen esoterischen Spinner zu halten.

Bei der Chiropraktik werden im Rahmen der Diagnostik zu Bewegungsblockaden führende Verschiebungen der Wirbel zueinander festgestellt. Die Ursachen dieser Verschiebungen können z. B. Überlastungen, Fehlbelastungen, falsche Bewegungen oder Verletzungen gewesen sein. Durch gezielte ruckartige Druckimpulse oder Eingriffe an den einzelnen Dorn-

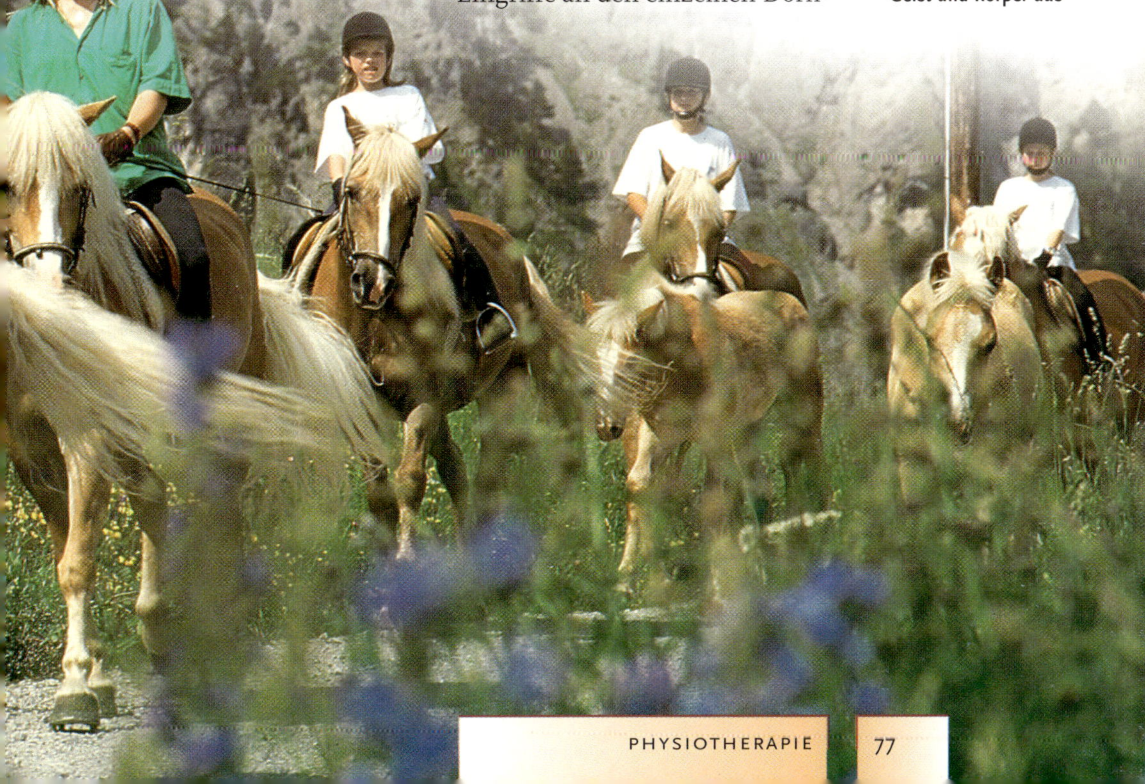

**Ausritte wirken sich entspannend auf Geist und Körper aus**

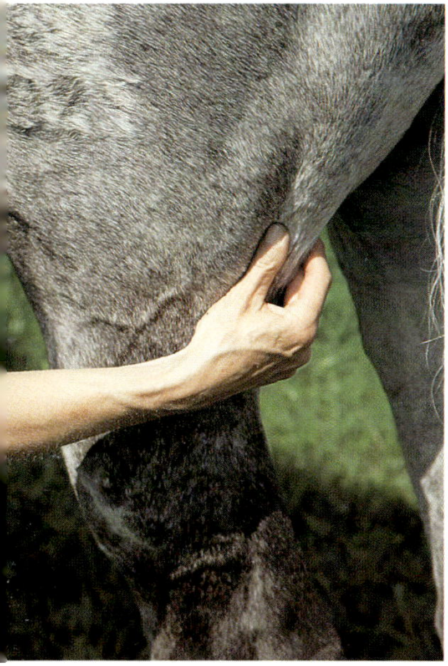

Massagegriffe müssen geübt werden, dann sind sie eine Wohltat für das Pferd

fortsätzen löst der Chiropraktiker die Blockaden auf oder richtet Wirbel wieder aus. Manche korrigierenden Handgriffe wirken unauffällig und erfolgen bereits bei der Diagnostik. Bei anderen Problemen benötigt der Chiropraktiker so tiefgehende Impulse, dass beim Pferd unter Umständen die hilfsmittelfreie Handarbeit nicht ausreicht. Hier bietet der Chiropraktiker dem Pferdebesitzer oft ein zunächst befremdliches Bild, wenn er bei der Therapie z. B. zu einem Hammer greift, um den erforderlichen Impuls z. B. über ein auf die Wirbel aufgelegtes Brett zu übertragen.

Bei der Osteopathie ist der Therapeut nicht vornehmlich auf Manipulation über die Wirbelsäule spezialisiert, sondern er behandelt sämtliche Gelenke und alle mit dem Bewegungsapparat in Verbindung stehenden Gewebe direkt. Wie bei der Chiropraktik werden viele Blockaden bereits während der Diagnostik durch unterschiedliche Manipulationstechniken und Reizsetzungen behoben. Mit zeitlich und lokal genau platzierten Hebel-, Druck-, Zug- und Entspannungstechniken werden Gelenkblockaden aufgehoben. Bestimmte Bewegungstechniken am Gelenk nehmen gezielten Einfluss auf Muskeln und Sehnen, und stimulierende, reizsetzende Griffe wirken auf die Durchblutung und den Lymphfluss sowie auf die Nerven. Die Osteopathie bedient sich unter anderem vieler Grifftechniken und Anwendungen aus der Massage, der Lymphdrainage und der Chiropraktik.

Die größten Risiken bei chiropraktischen und osteopathischen Therapien sind fehlerhafte Manipulationen, die meist auf unzureichende Kenntnisse der Anatomie, Physiologie und der Techniken zurückzuführen sind und zu massiven Bewegungsbeeinträchtigungen oder sogar zu irreparablen Schäden am Bewegungsapparat führen können.

So groß wie das Risiko einer unfachmännischen Therapie ist, so riesig ist der Nutzen einer Therapie durch einen versierten Therapeuten. So manches Pferd, das wegen fortdauernder Widersetzlichkeit als unreitbar oder aufgrund von nicht therapierbaren Problemen des Bewegungsapparates als unheilbar gilt, leidet »nur« unter chiropraktisch oder osteopathisch behebbaren Problemen.

Bei der Hydrotherapie setzt der Therapeut Wasser in Form von Güssen, Wickeln, Packungen, Abspritzungen oder Waschungen ein. Verwendung findet heißes und kaltes, bei Therapien am Pferd meist flüssiges und manchmal gefrorenes Wasser. Je nach Guss- oder Wickeltechnik, nach verwandter Temperatur und nach Einwirkdauer derselben erzielt der Therapeut Reize, die unter anderem Schmerztherapie betreiben, indem die Reize stimulierend oder beruhigend auf die Nervenaktivität einwirken. Gleichzeitig wird die Durchblutung angeregt oder herabgesetzt. Kurze Kältereize oder abwechselnde Kalt- und Warmreize führen in unterschiedlicher Ausprägung zu gezielten Durchblutungssteigerungen. Da das automatisch eine verbesserte Ver- und Entsorgung des erkrankten Gewebes zur Folge hat, kommen diese Anwendungen besonders bei chronischen Beschwerden zum Einsatz. Lang anhaltende Kühlung bewirkt hingegen eine Verminderung der Durchblutung und damit auch eine Verlangsamung der Ansammlung von Lymphflüssigkeit im Gewebe. Bei stark blutenden Wunden oder bei akuten Prellungen und Quetschungen ist darum Kühlung eine wirkungsvolle Erste-Hilfe-Maßnahme.

**Bei der Untersuchung durch den Physiotherapeuten wird das gesamte Pferd abgetastet**

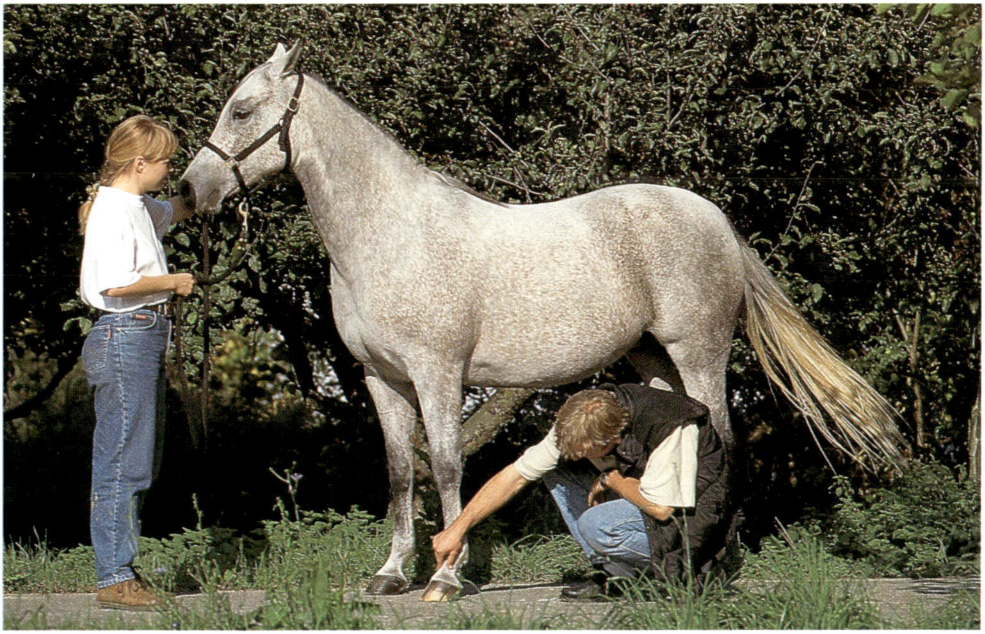

### Physiotherapien: Hier sind sie angezeigt

Einzelne oder mehrere Physiotherapiearten sind immer dort angezeigt, wo Probleme im Bereich des Bewegungsapparates vorliegen oder in Funktionskreisläufen, die sich auf Strukturen des Bewegungsapparates auswirken (z. B. Mangeldurchblutung, Ödeme etc.). Sie können als vorbeugende, versorgende oder nachsorgende Therapie allein oder begleitend angezeigt sein. Bei allen Physiotherapiearten gibt es jedoch auch klare Gegenanzeigen. Mnachmal kann eine Therapieart angezeigt sein, wo die andere Gegenanzeigen aufweist.

Massagen sind gegenangezeigt bei Brüchen und akuten Verletzungen oder Entzündungen, Schmerzen unbekannter Ursache, Hautkrankheiten, fieberhaften Infektionen, Herz- und Kreislauferkrankungen, Tumoren, Thrombosen und Gefäßerweiterungen.

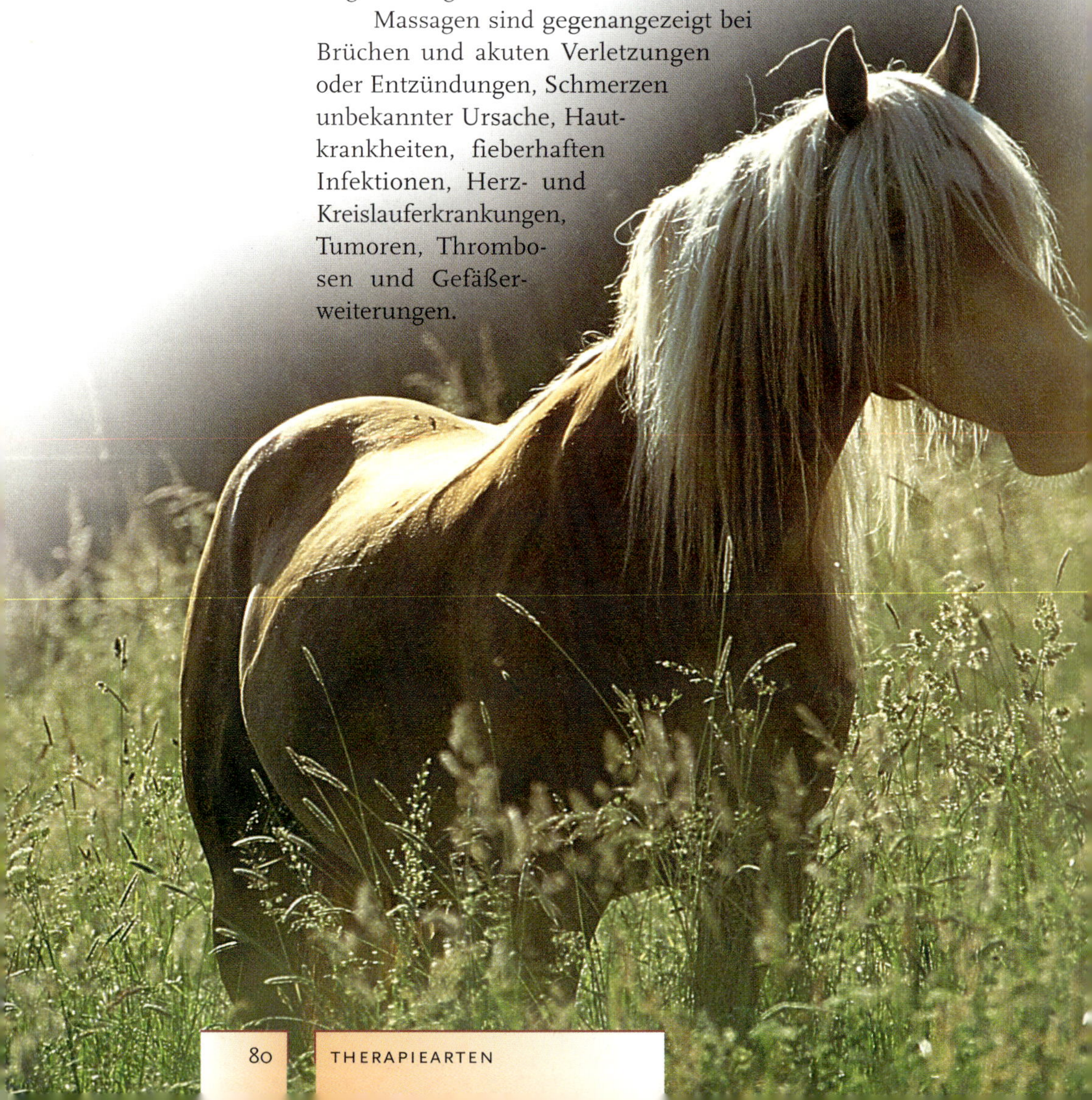

Lymphdrainagen sind vollständig gegenangezeigt bei Schmerzen unbekannter Ursache, Herzinsuffizienz und bei akuten, von Bakterien, Pilzen oder Viren begleiteten Entzündungen. Außerdem darf nicht direkt über akut schmerzhaften Gebieten und im Bereich von Bauch und Becken bei Anschoppungskoliken, Darmverschlüssen oder Trächtigkeit drainiert werden.

Man sollte also unbedingt vor jeder physiotherapeutischen Behandlung klären, welche Gegenanzeigen die jeweilige Therapieart hat, und prüfen, ob das Pferd an einer dieser gegenangezeigten Beschwerden leidet.

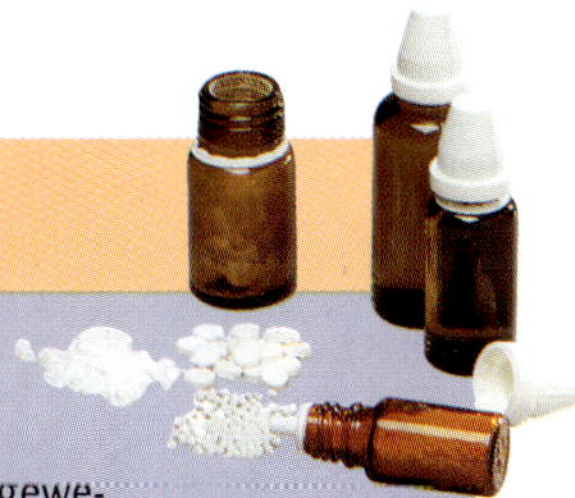

## Dafür eignen sich die Physiotherapiearten besonders:

▸ **MASSAGE** z. B. bei Muskelproblemen wie Verhärtung, Verspannung, Krampf, Muskelkater; Verklebungen der Muskulatur oder des Bindegewebes; Knötchenbildung im Muskel durch Stoffwechselablagerungen, Narbenpflege, Verbesserung des Allgemeinbefindens

▸ **LYMPHDRAINAGE** z. B. bei weichen oder verhärteten Schwellungen (Ödemen) aufgrund von Flüssigkeitsansammlungen (z. B. wegen alter oder akuter Prellung, Verletzung, Blutergüsse oder nach langer Stehzeit); Unterstützung der Wundheilung direkt nach OP oder Verletzung; Narbenpflege; bei degenerativen Gelenkerkrankungen (z. B. Arthrose); akuten oder chronischen Muskel-, Sehnen- oder Schleimbeutelentzündungen

▸ **CHIROPRAKTIK UND OSTEOPATHIE** Probleme aller Art im Bereich des Bewegungsapparates, wie Bewegungsbeeinträchtigungen und motorische Störungen, Unregelmäßigkeiten im Bewegungsablauf, Haltungsfehler (z. B. schiefer Schweif, einseitig bessere Biegsamkeit, Lahmheiten, Taktfehler, falsche Halshaltung); Probleme nicht erklärbarer Ursache der mit dem Bewegungsapparat in Verbindung stehenden Weichteile (z. B. Sehnen, Muskeln); Vorsorge zur Vermeidung der Entstehung insbesondere degenerativer Erkrankungen des Bewegungsapparates

▸ **HYDROTHERAPIE** z. B. bei Durchblutungsstörungen, zur Steigerung des Allgemeinbefindens, Erstversorgung von Verletzungen, Prellungen etc.; bei bestimmten Kreislaufproblemen

## ▸ Humoraltherapien

Humoral heißt »die Körpersäfte betreffend«. Mit Körpersäften wurden alle Flüssigkeiten bezeichnet, die im Körper vorkommen bzw. produziert werden (z. B. Blut, Schweiß, Speichel, Galle, Urin, Schleim etc.) Der griechische Arzt Hippokrates (geb. 460 v. Chr.) gilt als Begründer der Humoralpathologie, einer Lehre, die besagt, dass alle Krankheit ihren Ursprung in einer fehlerhaften Mischung der Körpersäfte hat. Basierend auf dieser Annahme wurden eine Vielzahl unterschiedlichster Verfahren angewandt, die bei Krankheit direkt Einfluss auf verschiedene Körperflüssigkeiten nahmen. Der Aderlass als eines der landläufig bekanntesten Verfahren zählt zu diesen Therapien.

Heute weiß man, dass die Ursache von Krankheit viel komplexer und nicht auf die Körpersäfte und deren Mischung zu reduzieren ist. Doch man weiß auch, dass sich jede Krankheit in irgendeiner Form auf die Körperflüssigkeiten auswirkt, in ihnen niederschlägt, was z. B. für die Diagnostik (Blutbild etc.) genutzt wird, und dass die Körperflüssigkeiten, ihre Zusammensetzung und ihr Verhältnis zueinander eine zentrale Bedeutung bei der Selbstheilung des Körpers haben (z. B. das Blut und das lymphatische System als Ver- und Entsorger von Nähr- und Abfallstoffen, als Produzenten und Transporteure von Antikörpern etc.).

Viele Humoralverfahren, die in der Antike und im Mittelalter Verwendung fanden, sind heute nicht mehr zeitgemäß, da sie für den Patienten sehr belastend, gefährlich oder schmerzhaft sind und durch schonendere und wirkungsvollere Therapien ersetzt werden können. Andere Verfahren haben nicht nur die Jahrtausende überdauert, sondern sind bis heute sowohl in der Naturheilkunde als auch in der Schulmedizin gebräuchlich (z. B. Aderlass). Einige Verfahren (z. B. Blutegeltherapie), die neben der Schulmedizin jahrzehntelang ein Schattendasein geführt haben, werden selbst von dieser heute wieder entdeckt.

**Der Blutegel beißt sich zwischen den Pferdehaaren in der Haut fest**

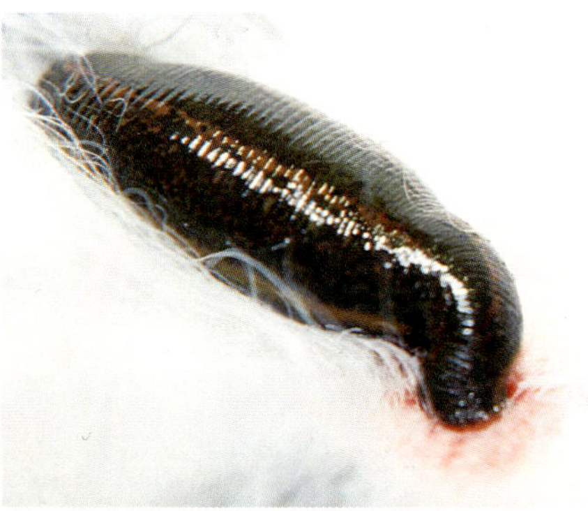

Die positiven Wirkungen heute noch naturheilkundlich oder schulmedizinisch angewandter Humoralverfahren lassen sich einwandfrei wissenschaftlich erklären und beweisen. Zu diesen noch oder wieder gebräuchlichen Verfahren zählen sogenannte »ausleitende Verfahren«, wie neben anderen Aderlass, Blutegeltherapie, Schröpfen, Baunscheidtismus, Cantharidinpflaster oder Blistern, und sogenannte »ableitende Verfahren«, die die Körperflüssigkeiten umverteilen, austreiben oder so in Bewegung bringen, dass sie ausgeleitet werden können. Zu den ableitenden Therapien zählen viele physio- und phytotherapeutische Anwendungen (z. B. schweißtreibende Hydrotherapie oder harntreibende Phytotherapie).

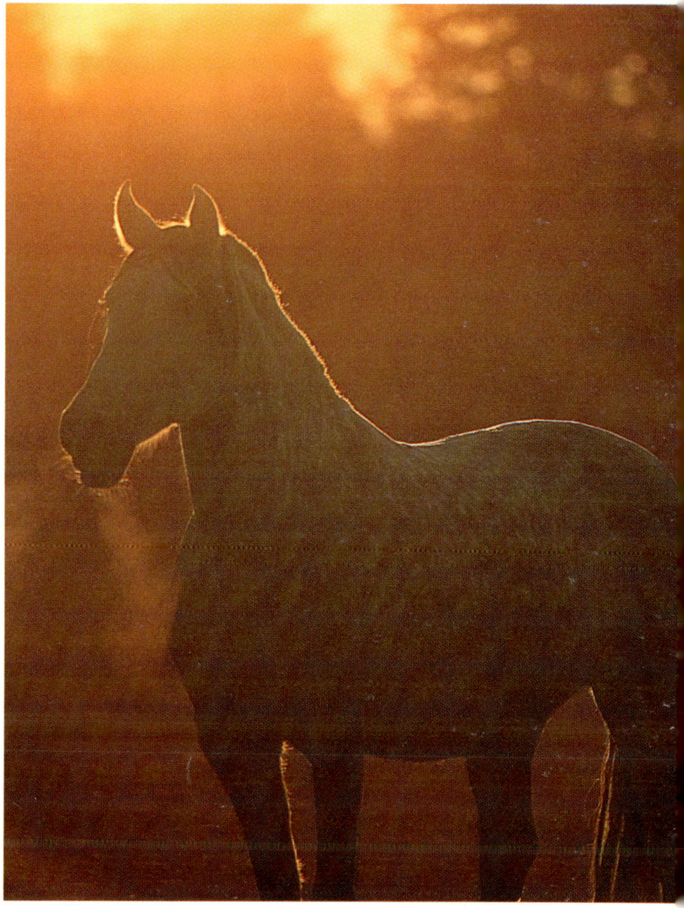

Pferde, die zu Ekzemen neigen, sind nicht für alle Humoraltherapien geeignet

Unter den ausleitenden Verfahren gibt es zwei blutziehende Methoden, den Aderlass und die Blutegeltherapie, die am Pferd vergleichbar häufig unschätzbare Dienste leisten können. Diese zwei Verfahren werde ich etwas ausführlicher beschreiben. Die sogenannten »exanthemischen (Hautausschlag produzierenden) Methoden«, z. B. Baunscheidtismus, Cantharidinpflaster oder Blistern, können am Pferd insbesondere bei bestimmten sonst therapieresistenten, chronischen Problemen wirksam sein. Sie sind jedoch häufig sehr umstritten – weniger wegen ihrer Wirksamkeit als wegen ihrer aggressiven lokalen Wirkung und ihrer Gefährlichkeit bei unsachgemäßem Umgang, wie versehentlicher Aufnahme über das Maul und Kontakt mit Schleimhäuten. Die bei den letztgenannten Methoden zur Therapie verwandten Mittel Cantharidin und roter Blister sind zudem verschreibungspflichtig, also in der Regel nur in Kooperation mit oder von einem Tierarzt anwendbar.

### Humoraltherapien: So wirken sie

Humoraltherapien nehmen direkt und indirekt auf jeweils bestimmte Körperflüssigkeiten Einfluss. Direkt, indem sie zum Beispiel Blut aus dem Körper ziehen, also die Blutmenge reduzieren und als Folge unter anderem auch die Eigenschaften und Zusammensetzung des Blutes beeinflussen; indirekt, indem sie z. B. durch Reizsetzungen an bestimmten Stellen des Körpers Umverteilungen und Ausleitungen von Flüssigkeiten provozieren. Je nach Verfahren und individuellem Problem führt dies zu einer Verbesserung und Beschleunigung körpereigener Selbstheilungsabläufe, zu sofortiger lokaler Entlastung durch akute Beschwerden betroffener Gewebe (z. B. Prellungen) und zu einer Reaktivierung der körpereigenen Abwehr- und Reparaturmechanismen insbesondere bei chronischen Problemen.

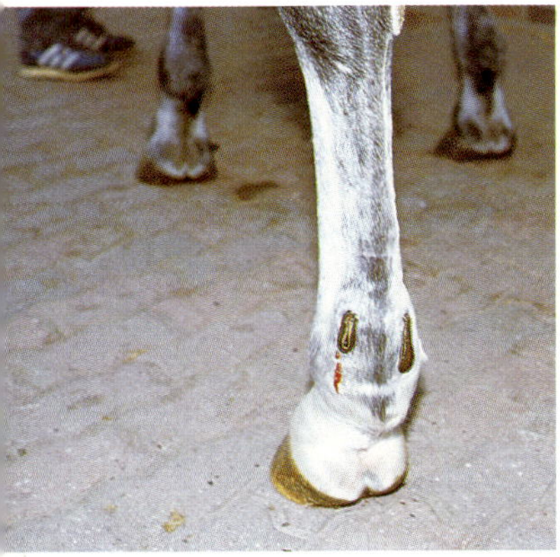

**Zum Ansetzen von Blutegeln ist manchmal das Rasieren der betreffenden Körperstelle erforderlich**

**ADERLASS** Hierbei wird dem Pferd eine größere Vene eröffnet, sodass 10–15 % seines Blutes abfließen. Bei einem sehr großen, schweren Pferd können das schon einmal ca. 8 Liter sein. Am Beispiel Hufrehe lässt sich die Wirkung gut verdeutlichen: Bei Hufrehe kommt es aufgrund einer Entzündung der Huflederhaut, der Verbindung zwischen Hufbein und Hufhorn, zu erhöhten Flüssigkeitsansammlungen im Huf. Da dieser sich nicht wie die Haut ausdehnen und anschwellen kann, drückt die Flüssigkeit praktisch auf und zwischen die Strukturen im Huf, was einerseits sehr schmerzhaft ist und andererseits die Gefahr einer Ablösung und als Folge einer Absenkung des Hufbeins birgt. Die direkteste Auswirkung nach einem Aderlass ist eine Reduzierung des Blutvolumens und damit auch ein Zusammenziehen der Kapillaren. Die Folge ist, dass weniger eiweißreiche Flüssigkeit (Exsudat) über die Gefäße zum Entzündungsherd gelangt und dort in den Huf austritt. Als Nächstes ist der Organismus bestrebt, das Volumen in den Gefäßen schnellstmöglich wieder auszugleichen. Hierfür zieht er zunächst vermehrt Flüssigkeiten aus dem Gewebe, also auch jene Flüssigkeiten, die sich im Huf bereits angesammelt haben. Mit diesen Flüssigkeiten werden ebenfalls verstärkt Schlackenstoffe und Gifte abgezogen und entsorgt. Die roten Blutkörperchen werden langsamer ersetzt, was das Blut zunächst »dünner«, also besser fließfähig bleiben lässt. Schließlich werden dann die verlorenen Blutkörperchen neben anderen durch den Aderlass verloren gegangenen Substanzen und Geweben durch neue, junge Blutkörperchen ersetzt, die deutlich leistungsfähiger sind, als ihre älteren Verwandten. Damit können sie den Heilungsprozess schneller und besser vorantreiben. Der Aderlass bewirkt also praktisch eine übermäßige Verjüngung des Blutes – eine Veränderung seiner Zusammensetzung dahin gehend, dass es in der Lage ist, einer Erkrankung besser, schneller und effektiver Herr zu werden und den Heilungsprozess zu beschleunigen.

**BLUTEGELTHERAPIE** Es finden bestimmte Arten von Blutegeln, der »hirudo officinalis« oder der »hirudo medicinalis«, Verwendung. Jene Stoffe, die sie bei ihrem Biss in das Blut ihres Wirtes einbringen, machen sie therapeutisch wirksam und unterscheiden sie von anderen Egelarten. Der Blutegel ist ein Ringelwurm, der in stehenden oder nur sehr träge fließenden, kalkarmen Süßgewässern lebt. Er ernährt sich vom Blut anderer Lebewesen, vornehmlich von Säugetieren, indem er seinen Wirt beißt und Blut saugt. Bei seinem Biss verabreicht der Egel einen Wirkstoffcocktail in die Wunde, der als Hauptsubstanz Hirudin und Histamin beinhaltet. Diese Substanzen haben gerinnungshemmende, gefäßkrampflösende, lymphstrombeschleunigende und immunisierende Wirkung. Außerdem lebt am Saugapparat des Egels eine Bakterienflora (bac. hirudinus), die antibiotische Wirkungen entfaltet. Eine Erhöhung der Fließfähigkeit des Blutes, Beschleunigung

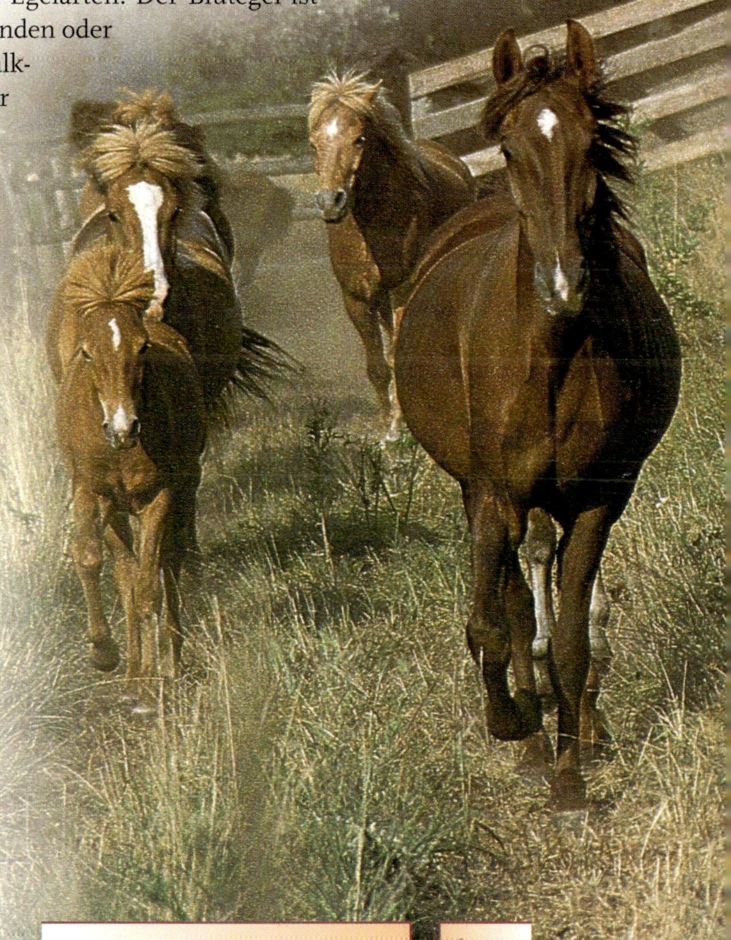

des Stoffwechsels, eine Anregung des Immunsystems und Entzündungshemmung sind die Folge des Bisses. Die Gerinnungshemmung beim Egelbiss führt außerdem dazu, dass es nach Abfallen des Egels, der nur ca. 10 bis 15 Milliliter Blut saugt, zu unterschiedlich langen Nachblutungen kommt. Während die Nachblutung z. B. beim Menschen durchaus einen ganzen Tag anhalten kann, fällt sie beim Pferd leider sehr viel kürzer und geringer aus (oft weniger als eine Stunde), was mit dem sehr hohen Gerinnungsfaktor des Pferdes zusammenhängt. Diese Nachblutung, die direkt an der Bissstelle, also im erkrankten Bereich ansetzt, ist bei der Blutegelbehandlung sehr erwünscht, denn sie entspricht einem mehr oder weniger kleinen Aderlass mit allen seinen bereits beschriebenen Wirkungen. Um beim Pferd die Nachblutung zu erhöhen, setzt man darum häufig zwei Egel nacheinander auf dieselbe Bissstelle.

**CANTHARIDINPFLASTER, BLISTER UND BAUNSCHEIDTISMUS** Hier werden auf unterschiedliche Art stark reizende Öle oder Salben mit bestimmten Hautbereichen oder -schichten in Kontakt gebracht,

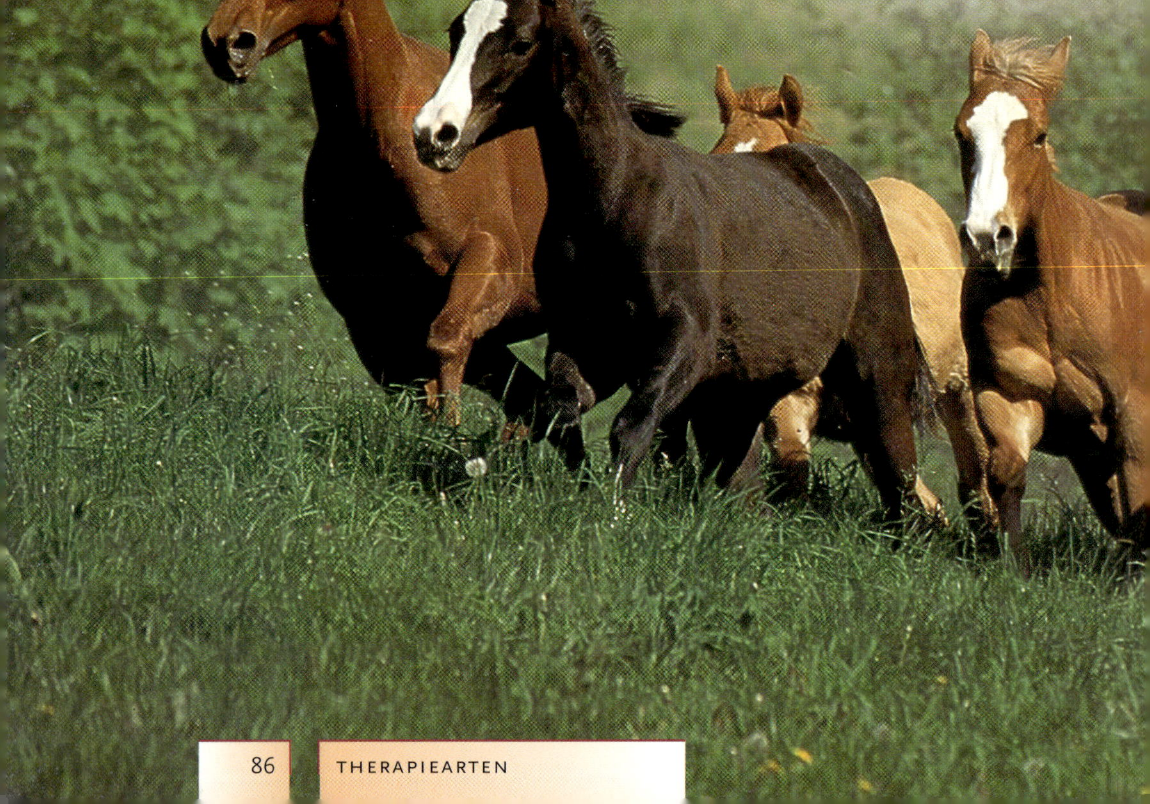

die praktisch eine künstliche Entzündung mit Eiter- oder Blasenbildung auf der Haut in mehr oder weniger aggressiver Ausprägung erzeugen. Diese Hautreizung beeinflusst das Nervensystem, bewirkt eine Anregung des Stoffwechsels und des Immunsystems, erhöht die Ausleitung über die Haut und nimmt Einfluss auf die Blutverteilung. Insbesondere bei chronischen Erkrankungen (z. B. chronischen Sehnenproblemen), bei denen der Organismus sich an den Zustand praktisch schon so gewöhnt hat, dass er nicht mehr ausreichend dagegen ankämpft, geben diese massiven Hautreizungen über dem betroffenen Bereich genau dort einen starken Reiz zu neuer Aktivität aller Selbstheilungsmechanismen. Die provozierte Ausleitung über die Haut zieht zudem abgelagerte Schadstoffe und Gifte von innen nach außen, arbeitet also praktisch entsprechend den Grundsätzen des Heringschen Gesetzes, wo es heißt: »Heilung kann nur von innen nach außen erfolgen« (s. Homöopathie S. 54 ff.).

Wegen ihrer zum Teil erheblichen Aggressivität halte ich persönlich diese Verfahren nur dort als Versuch für angezeigt, wo andere Therapiearten wirkungslos bleiben.

**Viel Bewegung regt den Stoffwechsel an und hat durch verstärktes Schwitzen auch ausleitende und damit entgiftende Wirkung**

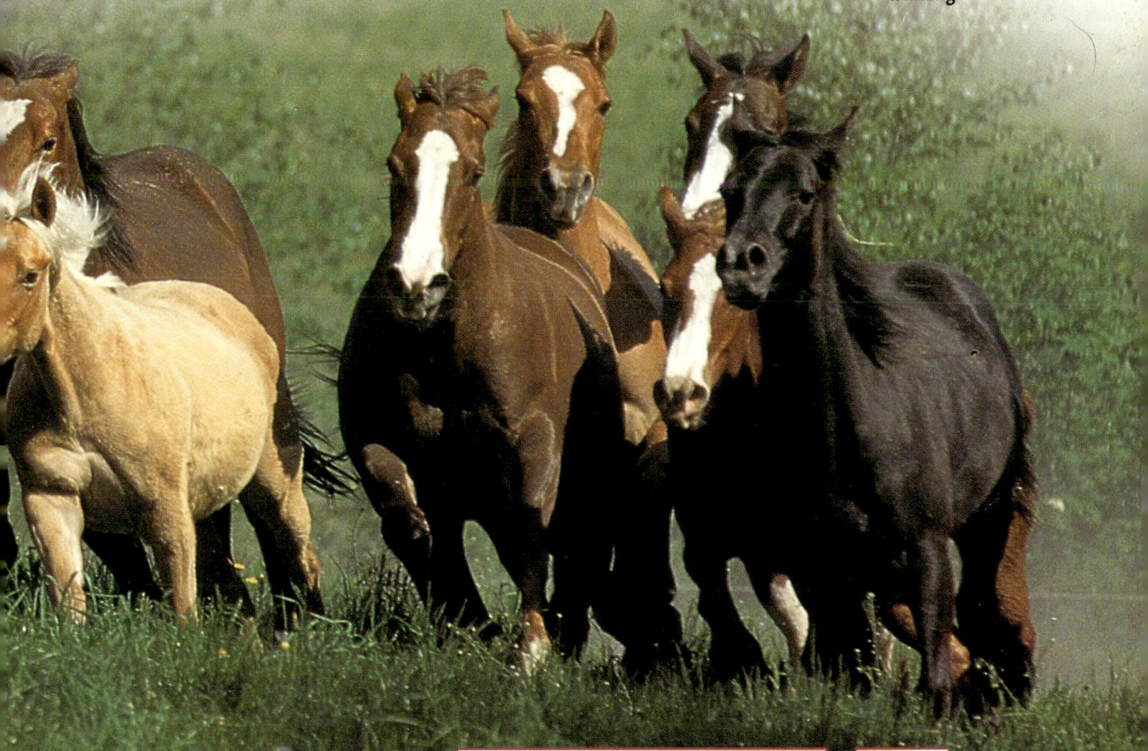

### Anamnese und Diagnostik

Um Humoraltherapien sinnvoll einsetzen zu können, muss zunächst einmal eindeutig abgeklärt sein, um welche Beschwerden oder Erkrankung es sich handelt. Hierzu wird der Therapeut zunächst vor Ort diagnostisch tätig: Eine allgemeine Befindlichkeitsuntersuchung (z. B. Beurteilung der Schleimhäute, Abhorchen von Herz, Lunge und Darmgeräuschen, Abtasten einzelner Körperteile und -partien) und die Feststellung, Aufnahme und Beurteilung aller Symptome gehören dazu. Welche Untersuchungsschritte vor Ort zur Anwendung kommen, ist jeweils von dem individuellen Problem abhängig. So wird bei einer Prellung am Bein eher selten die Lunge abgehorcht, aber das Bein dafür genau auf tiefer liegende Verletzungen z. B. des Knochens untersucht werden. Bei einem Verschlag hingegen wäre es ein fatales Versäumnis, nicht Puls und Atmung zu kontrollieren. Je nach Art der Symptomatik und ihrer Ursache liegt die Antwort entweder nach der Vorortdiagnose auf der Hand (z. B. ödematöse Schwellung oder Prellung über dem Kniegelenk nach Schlag, akute Hufrehe oder Verschlag nach Weidegang etc.), oder die Vorortuntersuchung lässt nur eine Verdachtsdiagnose zu und muss durch Labor, Röntgen oder ähnliche Maßnahmen zunächst bestätigt werden (z. B. Arthrose, Rheuma etc.). Je nach diagnostiziertem Problem kommen dann eine oder mehrere Humoralverfahren in Frage. Bei jedem Humoralverfahren gibt es neben den Indikationsbereichen auch klare Gegenanzeigen. Der Therapeut muss also bei der Fallaufnahme und Untersuchung auch klären, ob solche Gegenanzeigen vorhanden sind, bevor er sich für eine Therapie entscheidet. Gerade bei Humoralverfahren kann die Berücksichtigung der Gegenanzeigen von lebenswichtiger Bedeutung werden. Darum führe ich hier jene wichtigsten Gegenanzeigen auf, die Sie Ihrem Therapeuten auch ungefragt nennen sollten, falls Ihnen bei Ihrem Pferd eine dieser Beschwerden bekannt ist.

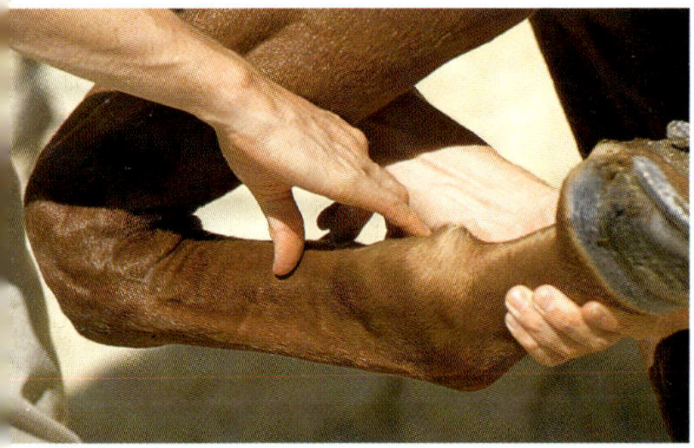

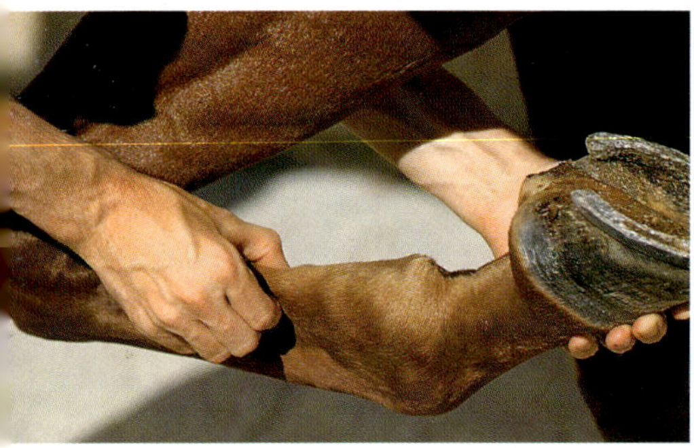

**Sehnenschäden sind gefürchtet – hier können Humoralverfahren helfen**

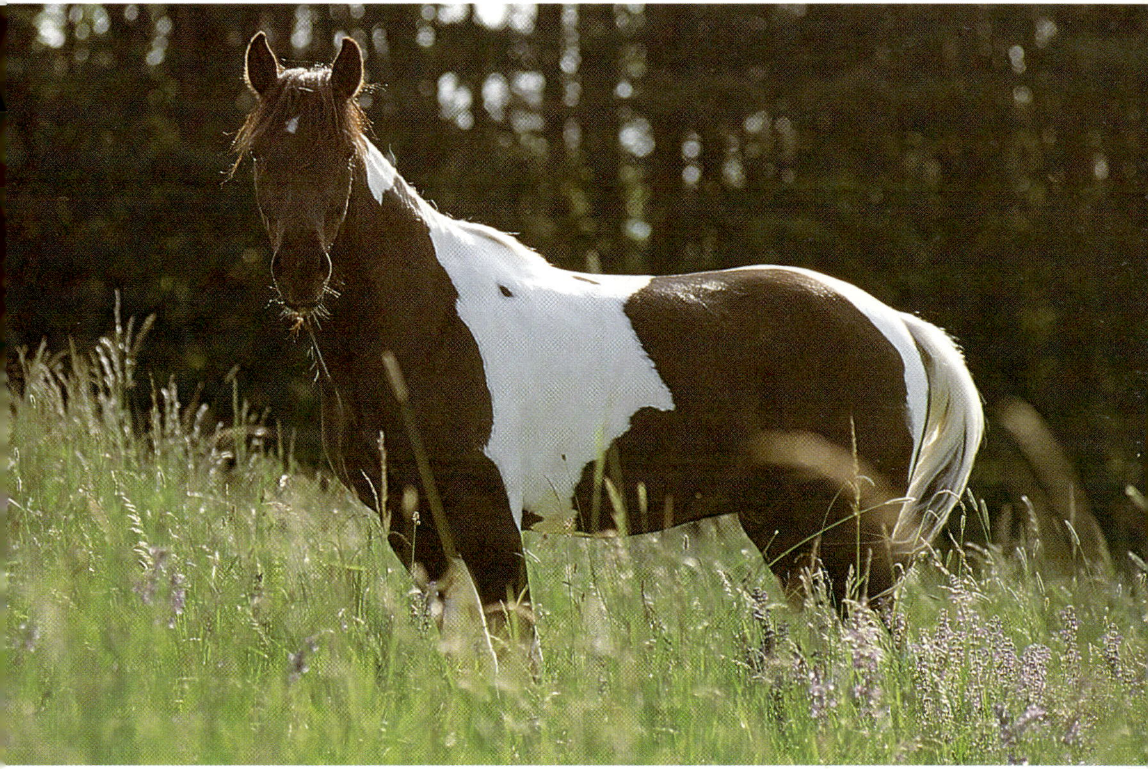

Nach der Blutegeltherapie können Pferde sofort wieder auf die Weide entlassen werden – wenn keine Fliegen stören, oft sogar ohne Verband

**WICHTIGSTE GEGENANZEIGEN BEIM ADERLASS:** anämische Erkrankungen/Zustände, Gerinnungsstörungen (bei Pferden selten), stark verminderter arterieller Blutdruck, starke Defizite im Flüssigkeitshaushalt (z. B. Austrocknung), bei einigen Herzerkrankungen, bei stark geschwächtem Allgemeinzustand (z. B. sehr alte, junge oder überempfindliche Tiere).

**WICHTIGSTE GEGENANZEIGEN BEI DER BLUTEGELTHERAPIE:** krankheits- oder medikamentenbedingte Blutbildungs- und Gerinnungsstörungen, starke Immunschwäche (auch nach Verabreichung abwehrunterdrückender Medikamente), bekannte Blutegelunverträglichkeit nach früheren Anwendungen.

**WICHTIGSTE GEGENANZEIGEN BEI HAUTREIZENDEN VERFAHREN:** Ödeme, Venenentzündungen, Tumore, im Anwendungsbereich bereits erkrankte Haut, eitrig-bakterielle Infektionen und sehr starke Schmerzen.

## Anwendung und Therapie

Die Durchführung der einzelnen Humoralverfahren unterscheidet sich stark voneinander:

- Beim großen Aderlass am Pferd wird in der Regel die »vena jugularis«, die Halsvene, mit Hilfe einer dicken, so genannten Aderlasskanüle eröffnet. Über diese lässt man dann je nach individuellem Fall vier bis neun Liter Blut z. B. in einen Eimer ablaufen. Nach Entfernen der Kanüle hört die Blutung beim Pferd wegen seiner guten Blutgerinnung innerhalb weniger Sekunden von selbst auf. Nach einem großen Aderlass sollte bei der Ernährung des Pferdes daran gedacht werden, dass ein erhöhter Bedarf der für die Blutbildung notwendigen Nährstoffe (z. B. Eisen, Folsäure, Vitamin B12, Cu ) und der Elektrolyte (Na, Cl, K, Mg, Ca) besteht.
- Bei der Blutegeltherapie muss die zu therapierende Stelle am Pferd frei von Salben und sonstigen Medikamenten sein, da die Egel sehr sensibel auf Fremdsubstanzen reagieren und dann nicht mehr beißen. Eventuell wird bei stark behaarten Pferden die zu therapierende Stelle rasiert. Dann wird der Blutegel von Hand, mit Hilfe eines kleinen Bechers oder einer speziellen Pinzette an jene Stelle gehalten, an der er beißen soll. Hat der Egel sich erst mal an einer Stelle platziert, wird er erst wieder loslassen,

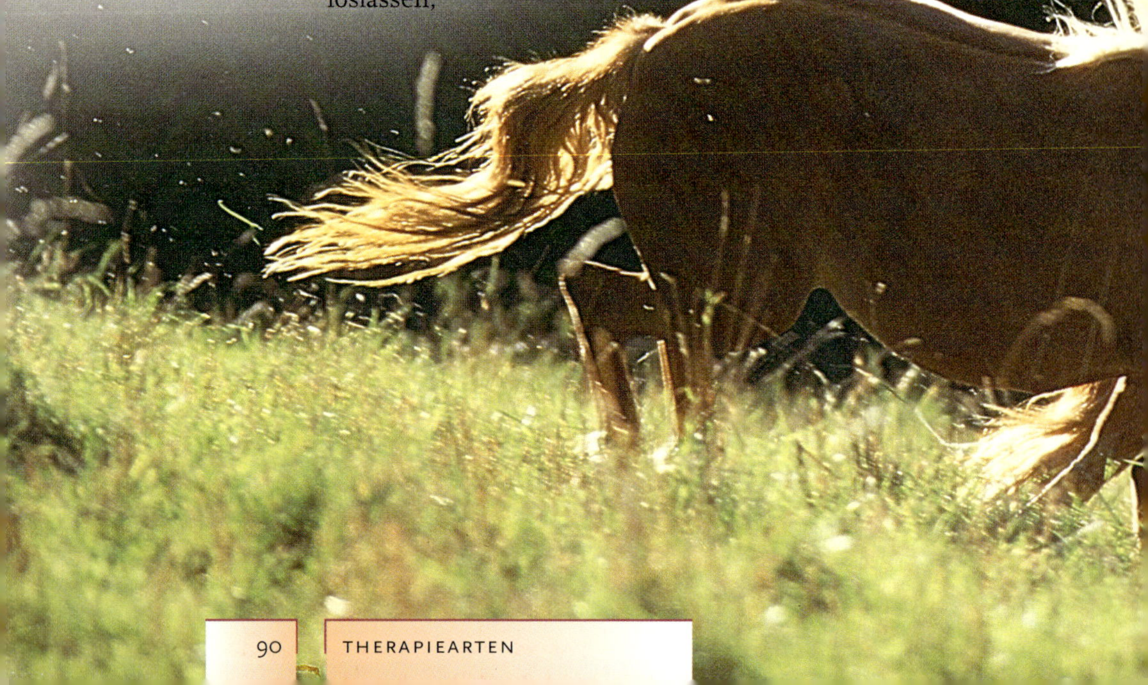

wenn er satt ist. Manche Pferde reagieren beim Ansetzen abwehrend, ähnlich als wollten sie eine Fliege oder Bremse verscheuchen. Hier kann es besonders bei Therapien am Bein notwendig sein, während des Beißvorganges das gegenüberliegende Bein aufzuhalten. Wenn der Egel erst einmal gebissen hat, stehen die Pferde erfahrungsgemäß ruhig und kümmern sich nicht mehr um den Blutsauger. Wenn der Egel satt ist, was bereits nach 15 Minuten der Fall sein oder aber auch einmal fast eine Stunde dauern kann, fällt er ab, und die Wunde blutet nach. Abhängig vom individuellen Fall wird die Bisswunde nun locker mit einer sterilen Auflage abgedeckt oder einfach offen gelassen. Offene Wunden bluten meiner Erfahrung nach besser nach als abgedeckte Wunden. Offen gelassen werden sollte die Bisswunde aber nur, wenn sie wirklich deutlich nachblutet, Keime also ständig ausgespült würden, und wenn sie zudem nicht in direktem Kontakt mit Dreck steht. Bei einer Bisswunde im Fesselbereich sollte diese, wenn das Pferd anschließend in einer eingestreuten Box steht, also besser abgedeckt werden. Ebenso, wenn Gefahr besteht, dass sich Fliegen

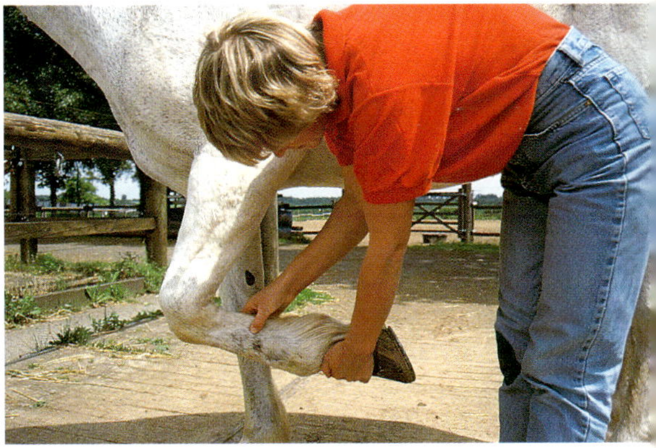

Der Pferdebesitzer sollte grobe Veränderungen an den Beinen selbst ertasten können

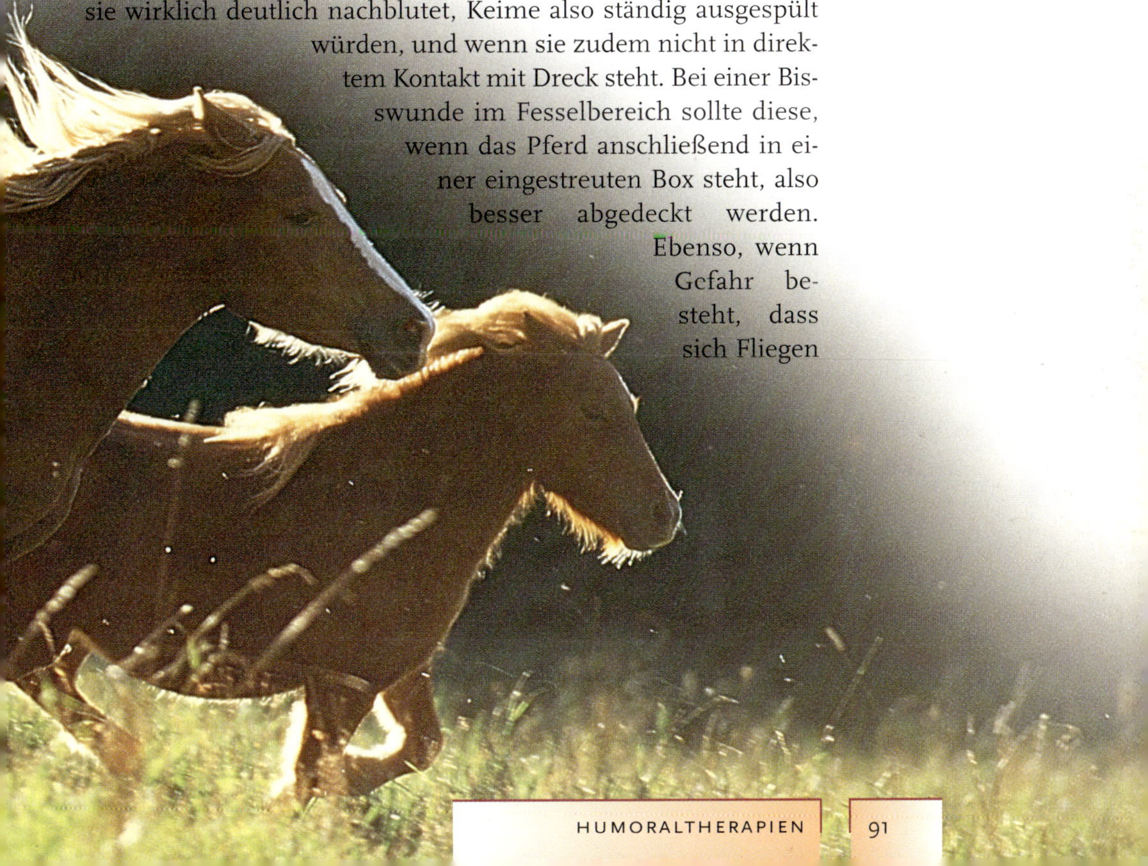

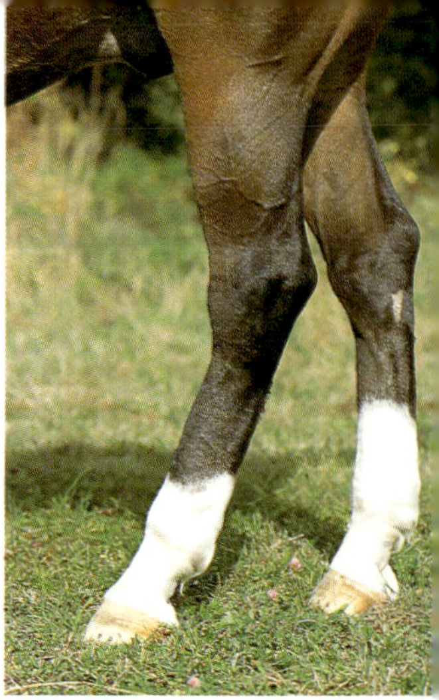

Auch bei Sehnenschäden helfen Blutegel

etc. von der Verletzung anziehen lassen. Eine gut blutende Bisswunde über dem Kniegelenk nach anschließendem Austrieb auf eine trockene, windige (also »insektenfreie«) Weide dagegen kann man durchaus offen lassen. Gerade nach akuten Prellungen an den Gliedmaßen kommt es oft zu sehr schönen Nachblutungen. Nach einer solchen Behandlung kann ein ehemals weißes Pferdebein einige Stunden später vollkommen schwarz mit Blut verkrustet sein. Mit warmem Wasser und einem Schwamm läßt sich diese Verkrustung leicht und druckfrei anlösen und entfernen. Schrubben und rubbeln sollte man allerdings vermeiden, um die verschlossenen Bisswunden nicht wieder aufreißen und Keime eindringen zu lassen. Je nach Erkrankung werden mehrere Blutegel gleichzeitig eingesetzt oder die Therapie nach einigen Tagen wiederholt.

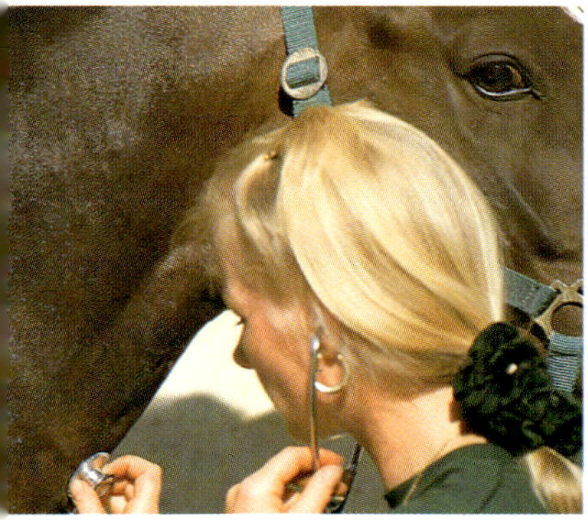

Viele Humoraltherapien haben starke Auswirkungen auf den Kreislauf – das Abhorchen vor Einsatz einer solchen Therapie gehört zur Diagnostik

▸ Beim Baunscheidtismus wird die Haut mit einem Stichelgerät gereizt, ohne dass sie durchdrungen wird. Die gereizte Stelle wird anschließend mit Baunscheidt-Öl, einer reizenden Ölmischung, die oft auch crotonhaltig ist, betupft und warm zugedeckt. Im behandelten Bereich bilden sich innerhalb kurzer Zeit eitrig-nässende Pusteln, die innerhalb ca. einer Woche wieder abheilen.

▸ Cantharidinpflaster – Cantharidin wird aus der in Mittel- und Südamerika lebenden »spanischen Fliege« (cantharis ves.) gewonnen und nach unterschiedlichen Rezepturen mit anderen Substanzen zu scharfen, hautreizenden Salben oder Pasten verarbeitet. Diese Paste wird auf den zu behandelnden Hautbereich aufgetragen und mit Hilfe eines Pflasters oder Verbandes für einige Stunden oder Tage je nach beabsichtigter Wirkung und Zusammensetzung des Präparats auf der Haut belassen. Die starke Reizung der Haut veranlasst den Organismus schnell viel Flüssigkeit aus dem tiefer gelegenen Gewebe an die Oberfläche zu ziehen. Es entstehen je nach Verfahren und Mittel mehrere kleine oder eine große mit klebrig-klarer Lymphflüssigkeit gefüllte Blasen auf der Oberhaut, die sich nach außen eröffnen. Gelegentlich kommt es bei den kurzen Anwendungen auch zu oberflächlichen eitrig-nässenden Ekzemen. Die bei der langen Anwendung entstehende große Blase muss, wenn sie sich nicht von selbst eröffnet, steril angestochen werden, damit die Lymphe nach außen abfließen kann. Bis zur Abheilung muss der betroffene Hautbereich nach Einsatz dieses Verfahrens steril abgedeckt werden, um Infektionen zu vermeiden.

▶ Beim Blistern verursacht das etwa fünfminütige Einreiben des Hautbereiches mit einer crotonölhaltigen Flüssigkeit eine Haut- und Unterhautentzündung, die nach Einsetzen der ersten Schwellung abgedeckt wird und eine eiterhaltige Blase bildet, welche sich nach Reifung nach außen eröffnet.

**Achtung!** Sowohl Cantharidin, als auch Crotonöl dürfen niemals auf Schleimhäute geraten oder gar abgeschluckt werden (auch sicherstellen, dass andere Pferde nicht in Kontakt kommen z. B. durch Fellkraulen). Verätzungen und Vergiftungen, die im extremsten Fall zum Tod führen, können die Folge sein.

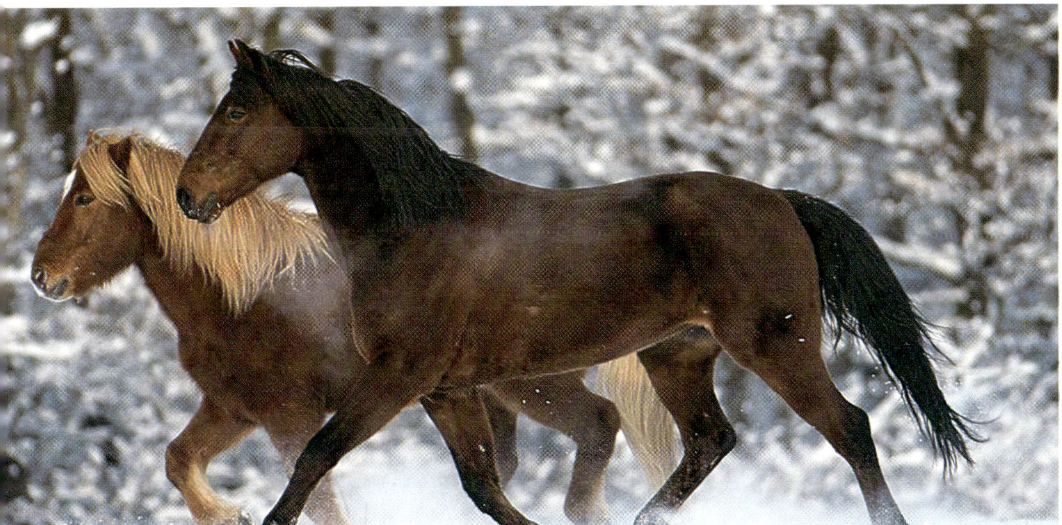

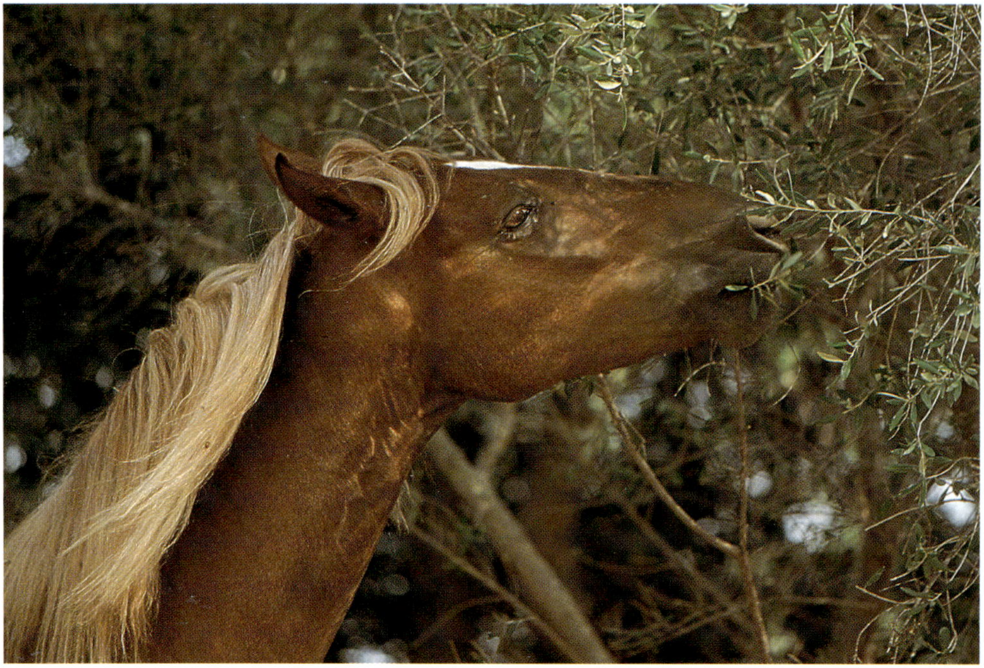

Nach ausleitenden Verfahren, besonders wenn viel Blut abgezogen wurde, müssen entstandene Defizite und fehlende Baustoffe über die Nahrung ausgeglichen werden

### Humoraltherapien: Hier sind sie angezeigt

Humoraltherapien sind überall dort angezeigt, wo eine schnelle und direkte Einflussnahme auf Körperflüssigkeiten in Form von Umverteilung, Änderung ihrer Zusammensetzung, Ab- oder Ausleitung erforderlich ist, z. B. mit dem Ziel:

- akute Überfüllungen abzubauen, deren Druck andere Strukturen gefährdet,
- einzelne oder mehrere Transport- und Abtransportprozesse des Körpers bei der Selbstheilung zu beschleunigen,
- »stehengebliebene« Selbstheilungsprozesse zu reaktivieren,
- Gifte auszutreiben.

Ganz besonders möchte ich hier einen Verwendungsbereich des Blutegels hervorheben, wo er mir selbst schon häufig unübertroffene Dienste erwiesen hat: Der sofortige Einsatz von Blutegeln nach Prellungen, Schlägen, Einschüssen etc. Der Blutegel verhindert hier oft sogar vollständig das Entstehen einer Schwellung oder gar einer Infektion. Das ist besonders über Gelenken von großer Bedeutung. Zu starke Schwellungen führen zu so hohem Druck, dass Flüssigkeit in die Gelenkkapsel gedrückt werden kann, was als Spätfolge oft erst nach Jahren zu Verschleißerkrankungen an dem betroffenen Gelenk führt. Die Schulmedizin verabreicht nach einer derartigen Verletzung Injektionen und Salben, die ebenso wie die Blutegel die Schwellung vermindern, schnell abbauen und Infektionen vermeiden sollen. Nach meiner Beobachtung und Erfahrung jedoch sind hier Blutegel deutlich schneller und effektiver wirksam.

Dieselbe hohe Wirksamkeit beobachte ich bei akuten Sehnenproblemen z. B. nach Überlastung. Wenn der Blutegel hier sofort zum Einsatz kommt, erlebe ich meist eine absolut komplikationslose Ausheilung.

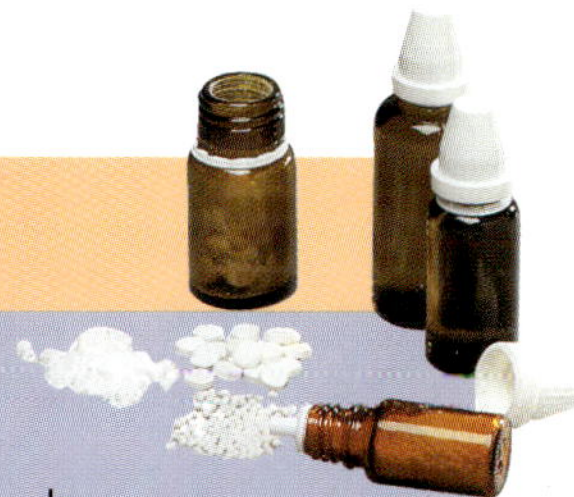

### Dafür eignen sich die Humoraltherapien besonders:

- **ADERLASS** z. B. bei Hufrehe, Kreuzverschlag, Lungenödem, chronische Vergiftung mit Kohlenwasserstoffen (z. B. Insektizide), Störungen des Fettstoffwechsels (Hyperlipidämie der Ponys), Ableitung bei Arthrose und bestimmten Allergien
- **BLUTEGELTHERAPIE** z. B. sofort nach Prellung oder Verletzung zur Verhinderung von Ödembildung; bei schon vorhandenen weichen oder verhärteten Schwellungen (Ödemen) aufgrund von Flüssigkeitsansammlungen (z. B. wegen alter oder akuter Prellung, Verletzung, Blutergüsse oder nach langer Stehzeit); Einschuss; Hufrehe; Kreuzverschlag; bei degenerativen Gelenkerkrankungen (z. B. Arthrose); bei Muskelproblemen (z. B. Muskelkater, Hartspann), bei chronischen Sehnenentzündungen, bei Venenentzündungen
- **CANTHARIDINPFLASTER, BAUNSCHEIDTISMUS, BLISTERN** z. B. bei allen chronischen Beschwerden im Bereich der Knochen, Gelenke, Sehnen, Bänder und Schleimbeutel; bei therapieresistenten Stoffwechselerkrankungen; Rheuma; Hufrehe; Kreuzverschlag; Harnvergiftung (Urämie), wenn weniger agressive Therapiearten nicht anschlagen

**Achtung:** Cantharidin und Blister sind verschreibungspflichtig und können bei Aufnahme über das Maul oder Kontakt mit den Schleimhäuten lebensbedrohliche Reaktionen hervorrufen!

## ▸ Traditionell Chinesische (Veterinär-) Medizin

TCM ist die Abkürzung für »traditionell chinesische Medizin« und bezeichnet genau genommen keine Therapieart, sondern die uralte, in sich geschlossene Heilkunst Chinas, innerhalb derer viele verschiedene, einander ergänzende Therapiearten Anwendung finden. Die TCM ist Bestandteil der chinesischen Philosophie, und diese ist die Seele der TCM. Die Wurzeln der chinesischen Philosophie reichen weit in vorchristliche Zeiten zurück, und bereits zu jener Zeit waren angesehene Philosophen die fähigsten Ärzte. Etwa um 700 v. Chr. entstand das »Buch der Wandlungen«, in dem erstmals die Zeichen für »Yin und Yang«, auf die ich später noch näher eingehen werde, schriftliche Erwähnung finden. Auf der Theorie vom »Qi« und vom »Yin und Yang« basiert die gesamte TCM, ihr Verständnis von Leben und Tod, Gesundheit und Krankheit, ihre Erklärung für die Funktionen des Organismus, ihre Diagnostik und ihre Therapie. Ohne Qi, Yin und Yang gibt es keine TCM.

So, wie sich die TCM im Verlauf der letzten Perioden der Zhou-Dynastie (ab ca. 500 v. Chr.) bis in die Han Dynastie (ca. bis 220 n. Chr.) zu einer geschlossenen, logischen Lehre entwickelte, so sind ihre Fundamente im Gegensatz zur westlichen Heilkunde bis heute praktisch unverändert bestehen geblieben. Die TCVM, die traditionell chinesische Veterinärmedizin, ist fast so alt, wie die TCM selbst. Erste Erwähnungen von Tierärzten für innere Leiden und Tierärzten für äußere Leiden finden sich in den »Riten des Zhou«, einem Werk, das vermutlich zwischen 475 und 220 v. Chr. entstand. TCM und TCVM beruhen auf derselben

**Artgerechte Aufzucht mit viel Auslauf und Pferdegesellschaft sind Voraussetzung für ein ausgeglichenes Pferdeleben**

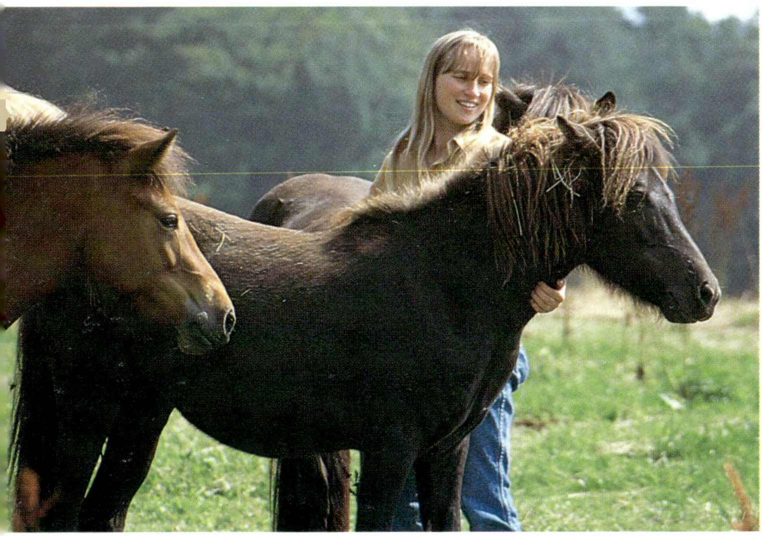

Philosophie, der gleichen Weltanschauung. Das Schriftwerk »Nei jing«, von dem man annimmt, dass es etwa aus dem 3. Jahrhundert v. Chr. stammt, gilt als das gemeinsame Basiswerk der TCM und der TCVM.
Obwohl die TCM sich über Jahrtausende bei Mensch und Tier immer wieder bewährt hat, fand sie in der westlichen Medizin und Wissenschaft bis vor wenigen Jahrzehnten wenig Anerkennung. Zuweilen riefen überraschende Heilungserfolge Verwunderung hervor, doch so recht daran glauben, dass an dem chinesischen Weltbild etwas dran sein könnte, mochte kaum jemand. Erst mit dem rasanten Fortschritt von Wissenschaft und Technik des 20. Jahrhunderts finden sich zunehmend Beweise und Bestätigungen dafür, wie sehr sich jene Weltanschauung, die in China bereits seit mehr als 2000 Jahren das Leben und Denken prägte und die Fundamente der TCM legte, mit unserer wissenschaftlich beweisbaren »Wahrheit« deckt.

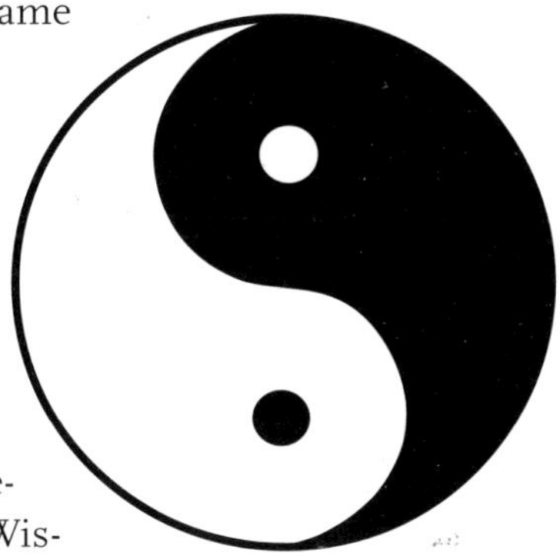

**»Tai-Ji – das höchste Grundprinzip« heißt das berühmte Zeichen, mit dem die Wechselbeziehung von Yin und Yang symbolisiert wird**

Viele bewährte Anwendungen und Rezepturen einzelner Therapiearten der TCM haben längst den Weg in unsere Arzt- und Tierarztpraxen gefunden. Als bekannteste ist hier wohl die Akupunktur zu nennen. Viele Ärzte bedienen sich heute des Nadelstiches in bewährte Akupunkturpunkte bei bestimmten Problemen. Doch das ist eine Therapie nach Rezept, wie z. B. »bei Kopfschmerz nadele man Punkt A, B und C«. Diese Form der Anwendung ist keine angewandte TCM. Es ist lediglich der klägliche Versuch, die Philosophie der TCM, die für westliche Denkweisen sehr schwer verständlich und nachvollziehbar ist, die aber als Fundament jeder Diagnostik und Therapie unerlässlich wäre, zu umgehen. Die Erfolgschancen einer solchen Rezepttherapie gegenüber denen einer TCM-Therapie sinken ebenso rapide wie die Chancen auf Erfolg bei der Selbstbehandlung eines Herz-Kreislauf-Problems mit Hilfe eines im Supermarkt erhältlichen, fertig gemischten Kreislauftees.

Jene Therapeuten, die wahre TCM bei uns praktizieren, haben ein jahrelanges, manchmal sogar in China absolviertes, aufwendiges und kostenintensives Philosophie- und TCM-Studium hinter sich. Solche Therapeuten gar für TCVM bei uns zu finden gestaltet sich noch wie die Suche nach der Nadel im Heuhaufen.

## Die Philosophie der TC(V)M

Chinesische Philosophen und TCM-Ärzte wurden meist erst vom Schüler zum Lehrer, wenn ihre Haare ergrauten – zu behaupten, man könne auch nur die Grundlagen der TCM auf vier Buchseiten vermitteln, wäre eine unglaubliche Anmaßung. So sind die nachfolgenden Ausführungen auch nur als Versuch zu verstehen, der dem Leser einen sehr flüchtigen Einblick in den völlig anderen Denkansatz geben soll, der der TCM zugrunde liegt.

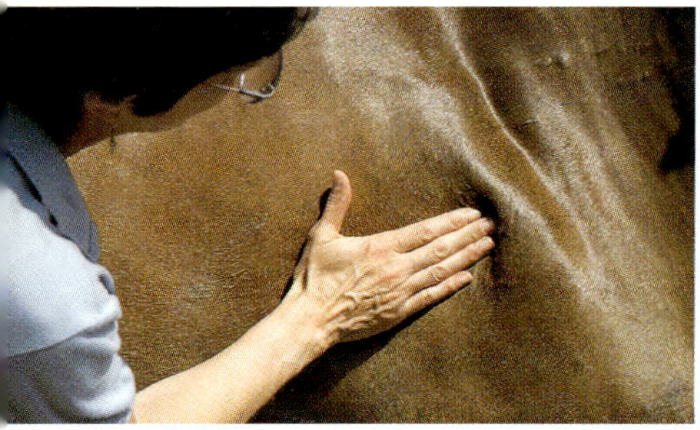

Akupunkt- und Meridianmassage können das Wohlbefinden steigern

Die chinesische Medizin betrachtet alles Natürliche, den Körper jedes Lebewesens genauso wie jeden Gegenstand und alles Immaterielle, als Bestandteil und Spiegelbild des Kosmos, in dem alles miteinander zusammenhängt und sich in ständigem Fluss befindet, steter Veränderung unterliegt. So wie Ein- und Ausatmung, Tag und Nacht, Ebbe und Flut wie ein Kreislauf einander abwechseln und jeweils nur zusammen existieren können, so existiert nichts im Universum ohne sein Gegenteil. Diese Abhängigkeit der Gegensätze und ihre Beziehung zueinander beschreibt der Chinese im Konzept von Yin (z.B Nacht, Schatten) und Yang (z.B Tag, Licht). Die Gegensätze Yin und Yang bilden eine Einheit, jedes trägt den Keim des anderen in sich: Wenn der Tag am hellsten ist, kündigt sich bereits die Nacht an, und wenn die Flut am höchsten steht, setzt die Ebbe ein.

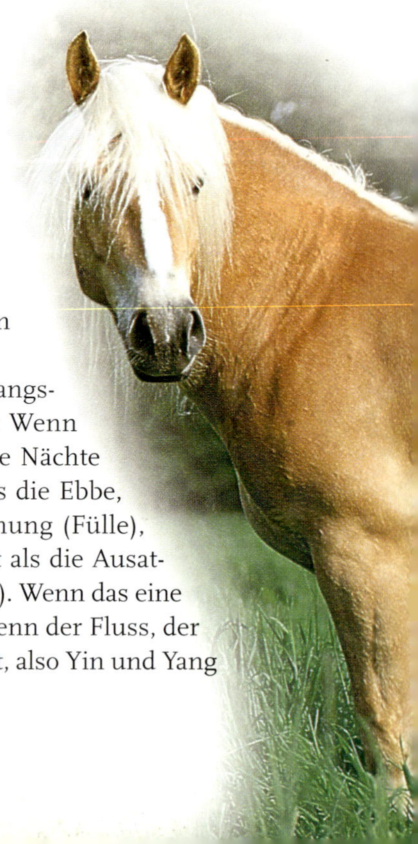

Nimmt Yin zu, muß Yang zwangsläufig abnehmen und umgekehrt: Wenn die Tage länger werden, werden die Nächte kürzer, wenn die Flut stärker ist als die Ebbe, kommt es zu einer Überschwemmung (Fülle), wenn die Einatmung schwächer ist als die Ausatmung, kommt es zu Atemnot (Leere). Wenn das eine das andere vollständig verdrängt, wenn der Fluss, der stete Wechsel zum Stillstand kommt, also Yin und Yang voneinander getrennt werden, ist dies das Ende der Einheit und Harmonie.

Basis allen »Seins« ist das »Tao«, das sich nicht übersetzen lässt. Der chinesische Philosoph Lao-tse beschreibt in seinem Buch Tao-te-king, einem Basiswerk des Taoismus, das Tao als eine Kraft, einen »harmonischen Weg«. Das »Tao« ist das einzig Beständige im Kosmos, der einem steten Wandel unterliegt – vielleicht könnte man es begreifen als das »Gesetz«, nach dem alles im Kosmos abläuft. Der Kosmos ist erfüllt von einer endlichen Menge »Qi«, der kosmischen Ursubstanz, aus welcher alles Natürliche besteht und von welcher alles Natürliche »angetrieben« wird. Qi ist sowohl Substanz des Immateriellen (z. B. Geist, Seele) als auch der Materie (z. B. Körper). Je verdichteter Qi ist, desto sichtbarere und festere Strukturen bildet es. Nach dem Yin-Yang-Prinzip ist auch das Qi im steten Fluss und unterliegt ständiger Veränderung. Das verdichtete Qi, z. B. die Erde, ist absteigend und Yin, das zerstreute Qi, z. B. der Himmel, ist aufsteigend und Yang. Das Qi befindet sich in einem steten Kreislauf, in dem es absteigt, sich zu Materie verdichtet, wieder aufsteigt und zerstreut.

Betrachtet man diese Philosophie auf den menschlichen oder

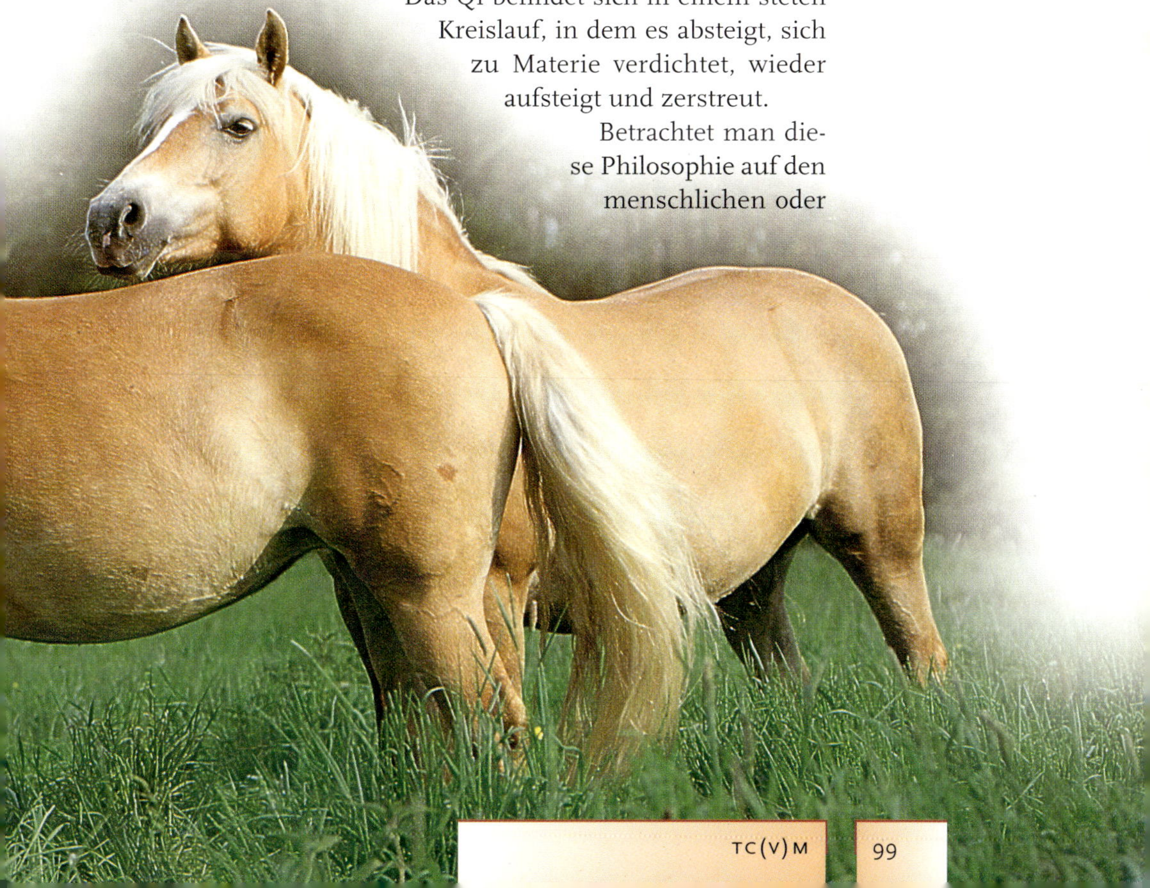

tierischen Körper bezogen, dann ist das Lebewesen mit seinen Phasen Geburt, Wachstum, Alterung und Tod nichts anderes als ein kleiner Abschnitt im großen Kreislauf des Qi nach dem Yin-Yang-Konzept auf seinem Weg zwischen Himmel und Erde.

Innerhalb dieses Abschnittes spielen sich alle energetischen Abläufe so, wie sie sich im großen Kosmos abspielen, spiegelbildlich als Mikrokosmos ab.

Das Konzept lässt sich ein wenig mit den ineinandersteckenden russischen Babuschka-Puppen vergleichen. In der größten Puppe (dem Universum) steckt ihr Abbild in etwas kleinerer Form (z. B. die Erde) und in dieser wieder ein kleineres Abbild (z. B. der Mensch) usw. Die kleinste Puppe symbolisiert das Qi, die kosmische Ursubstanz, die wieder aufsteigt und die größte Puppe formt und nährt. Das Innere der Puppen ist »leer«, substanzlos, von gelöstem Qi durchflossen (der Chinese vor 2000 Jahren wusste nicht, wie das Innere des Menschen beschaffen ist). Die Bemalung der äußeren Hülle der Puppe gibt ihr »Form und Gesicht«, macht sie zum Bild der Babuschka (Zeichen und Eigenschaften, die aus dem Kör-

**Kräuter spielen in der TCVM eine wichtige Rolle**

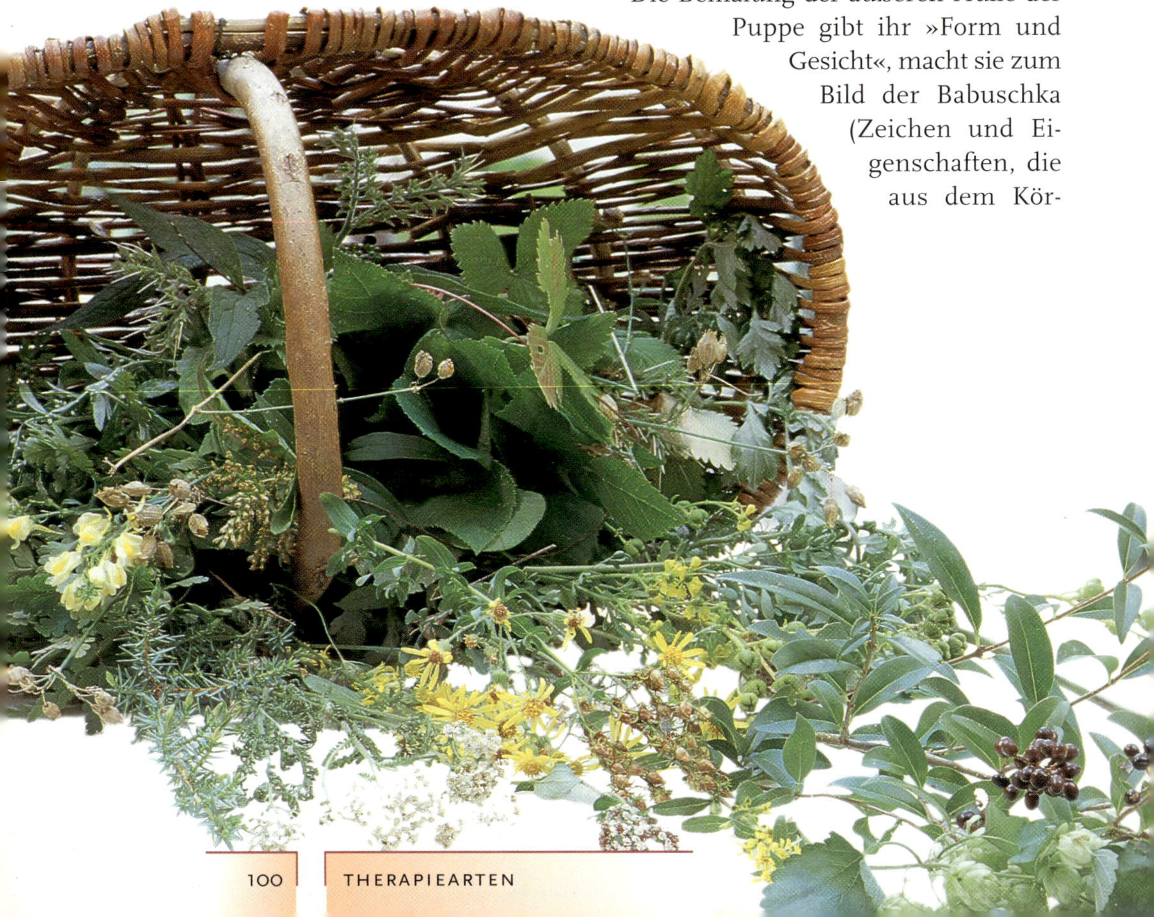

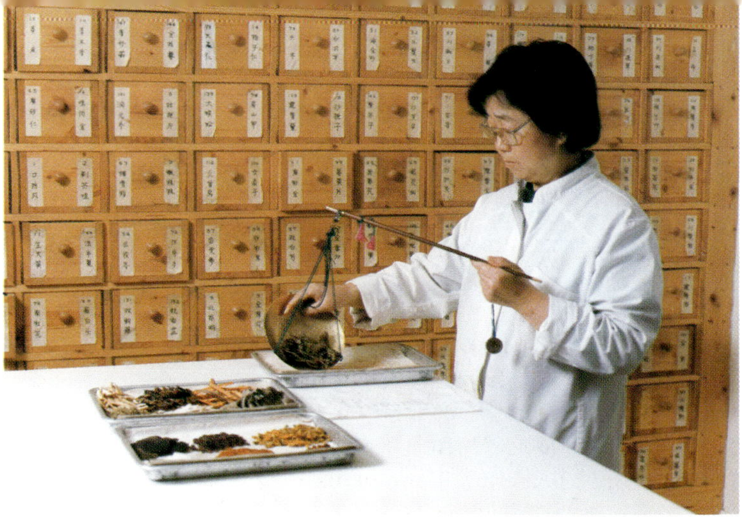

Für eine chinesische Arzneimittelmischung werden die Zutaten sorgfältig abgewogen

per nach außen dringen, z. B. Puls, Flüssigkeiten, Farben, Temperaturen etc., geben Aufschluss darüber, wie das Qi im Inneren fließt). Diese Eigenschaften und Zeichen müssen sowohl zueinander im Sinne des Yin-Yang-Konzeptes im Gleichgewicht sein (die Bemalung der Puppe) als auch in Harmonie mit ihrer Umwelt (mit den Zeichen der anderen Puppen) stehen.

Der TCM-Arzt betrachtet seinen Patienten also nicht als materielles Wesen, das aus einzelnen, greifbaren, zerlegbaren Bestandteilen zusammengesetzt ist, dessen innere Teile kaputt gehen können und dann wieder repariert werden müssen, sondern er betrachtet das Lebewesen als ein Gebilde aus Körper (= Yin – verdichtetes Qi der Erde) und Geist (= Yang – zerstreutes Qi des Himmels), dessen Entwicklung vom Leben bis zum Tod (Fluss), sowohl was das Zeitmaß anbelangt, als auch was sein »Wohlbefinden, seine Gesundheit« (Wandlungsfähigkeit) anbelangt, in erster Linie davon abhängt, dass alle Kreisläufe harmonisch nach dem Ying-Yang-Konzept funktionieren und dass das endlich vorhandene Qi so sparsam und effizient wie möglich verbraucht wird.

Jede Disharmonie, die innerhalb oder außerhalb des Körpers entsteht (zum Beispiel zwischen Körper und Umwelt, Geist und Körper, Yin und Yang etc.), nimmt störenden Einfluss auf die energetischen Kreisläufe, vermindert die Zuführung von Qi, erhöht den Verbrauch des angeborenen, des nicht ergänzbaren Qi oder stört die Verteilung von Qi und führt so zunächst zu Schwächezuständen im ener-

**PROFI·TIPP**

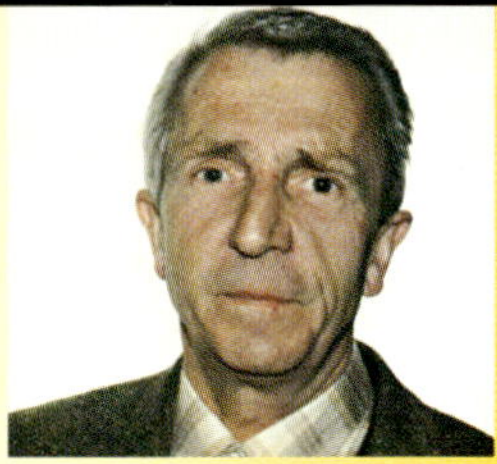

**Dieter Mahlstedt**

Mit der Akupunkt-Massage nach Penzel am Pferd bewirkt man Energieflussbewegungen. Krankheiten können als Energieflussstörungen erkannt und behandelt werden. Der Energiefluss im Körper soll aufrecht erhalten, angeregt und Energiestaus, die Beschwerden verursachen, aufgelöst werden. Der Energiefluss und damit die Gesundheit des Körpers wird verbessert, der innere Energieausgleich wird harmonisiert. Der Therapeut erkennt Blockaden, Energiefülle und Leerezustände, die gewisse Krankheitssymptome verursachen, und stellt durch Massage eine optimale Durchlässigkeit wieder her.

getischen Gefüge, die sich, wenn keine Harmonisierung vorgenommen wird, zunehmend in symptomatische Veränderungen des Gefüges wandeln und sich im Extremfall irgendwann zu stark verdichten (z. B. Tumoren) oder zur Trennung, zum Stillstand oder zur Auflösung (Tod) führen.

### Anamnese und Diagnostik

Die größte Kunst eines TCM-Arztes ist es nicht, bereits entstandenen Schaden wieder auszubügeln, die wahre Kunst liegt darin, die Harmonien zu erhalten, das angeborene, nicht ergänzbare Qi zu bewahren (sparsamer Verbrauch) und das erwerbbare Qi (z. B. aus der Nahrung) optimal zu ergänzen. Äußere Anzeichen für Disharmonien wahrzunehmen und richtig zu deuten, bevor sie die energetischen Flüsse nachhaltig in Unordnung bringen.

Der Kreislauf des Qi verläuft auf Leitbahnen, so genannten Meridianen, die Funktionskreisläufe bilden, welche über tiefe Verläufe ineinander übergehen und zu einem großen Kreislauf werden. Die Meridiane verbinden sogenannte Speicher- und Hohlorgane. Als Speicher- oder Zangorgane bezeichnet man jene »Funktionen«, die Qi-speichernd sind und dem Yin zugeordnet werden, als Hohl- oder Fuorgane jene, die Energie produzierend sind und dem Yang zugeordnet werden. Diese »Organe« sind trotz ihrer gleich lautenden Namen (z. B. Herz, Lunge etc.) nicht zu verwechseln mit den Organen unserer westlichen Medizin. Die chinesischen Organe bezeichnen kein einzelnes, substanzielles Gewebe, sondern ein Gefüge bestimmter energetischer Funktionen und Eigenschaften.

Jedem Speicherorgan ist sowohl ein Hohlorgan zugeordnet, mit dem es ein Yin-Yang-Gefüge bildet (unsichtbares, gelöstes Qi des Inneren der Puppe), als auch eine Vielzahl äußerer Merkmale (verdichtetes, strukturiertes, sichtbares Qi, die Hülle und das bemalte Äußere der Puppe), mit denen es in Verbindung ist. So ist zum Beispiel dem Speicherorgan Lunge (yin) das Hohlorgan Dickdarm (yang) zugeordnet, und dieses Gefüge steht nach außen in Verbindung mit Nase, Haut und Langhaar, ihm sind das Klima Trockenheit, die Jahreszeit Herbst, die Entwicklungsphase Ernte, der Geschmack pikant, die Farbe Weiß, die Himmelsrichtung Westen etc. zugeordnet. Jede natürliche Struktur, Eigenschaft, Stimmung, Erscheinung usw., die wir durch Sehen, Tasten, Riechen, Hören oder Schmecken am Äußeren des Mikrokosmos (z. B. der Puppe) oder in der mit ihm in Beziehung stehenden Umgebung (das Äußere der nächstgrößeren Puppe, das Umfeld) wahrnehmen können, ist so wie die Trockenheit der Lunge einem Organ zugeordnet. Außerdem befindet sich jede dieser Erscheinungen in einem ganz bestimmten Stadium des Yin-Yang-Kreislaufes. So hat Hitze ein starkes Yang, während Kälte ein starkes Yin hat, und Nässe befindet sich in einem ausgeglichenen Stadium zwischen yin und yang. Bedienen wir uns jetzt wieder des Beispiels mit der Puppe, so spiegelt das Bild auf dem Äußeren der Puppe (die äußerlich wahrnehmbaren Erscheinungen) alle energetischen Zustände und Abläufe des Inneren (nicht Sichtbaren) wieder.

Die äußeren Erscheinungen eines jeden Mikrokosmos, z. B. des menschlichen, tierischen oder pflanzlichen Organismus (jede Puppe), schaffen wie kleine Steinchen eines Mosaiks zusammengefügt ein Bild, das ein bestimmtes, typisches, harmonisches Mus-

**Akupunktur eines Pferdes**

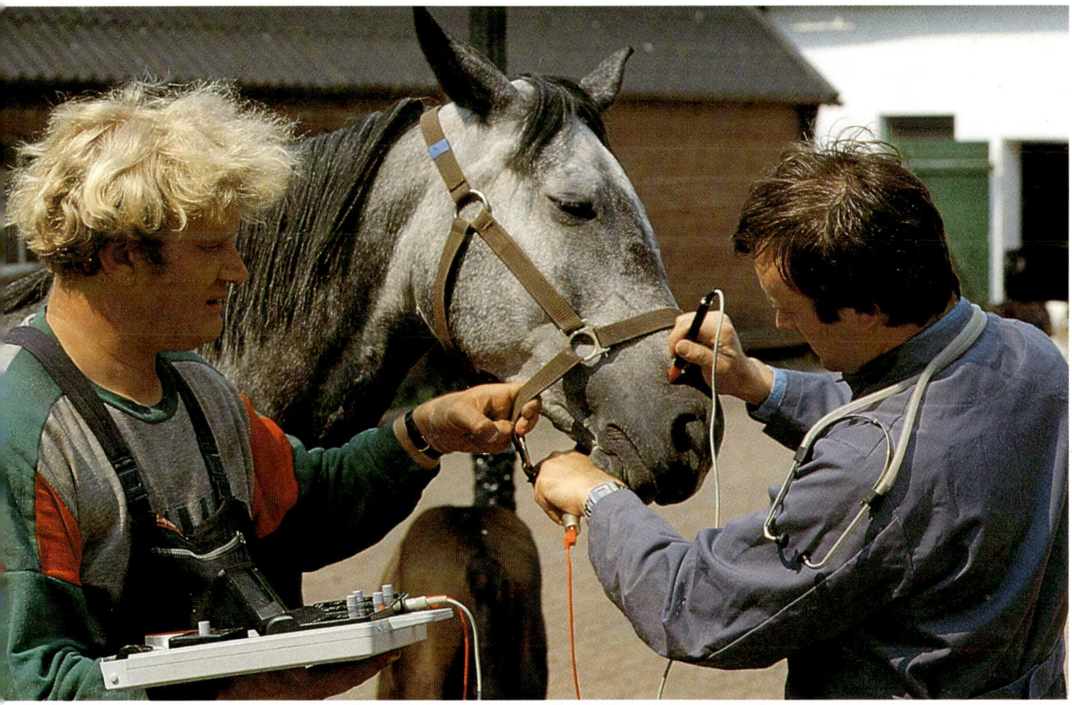

ter abgibt, wenn sich alle inneren und äußeren Abläufe im Gleichgewicht befinden. Doch jedes Harmoniemuster hat auch individuelle, durchaus veränderliche (da alles im Fluss und in Veränderung ist) Schwachstellen, eine Art »Sollbruchstellen«, die, wenn es zu Störungen im Gleichgewicht kommt, am sensibelsten und anfälligsten reagieren und aus dem Gleichgewicht geraten. Die Schwachstellen machen sich nur wie mikroskopisch kleine Risse auf einzelnen Mosaiksteinchen bemerkbar und stören die Harmonie der Gesamtheit des Bildes noch kaum. Kommt es dann jedoch durch eine Störung zu einem Ungleichgewicht, dann verändern sich einzelne, dieser gestörten Schwachstelle zugeordnete, Mosaiksteinchen vollständig, und das Bild, welches sie nach außen projiziert, weist ein Disharmoniemuster auf.

Die Kunst des TCM-Arztes besteht zunächst einmal darin, mit Hilfe seiner fünf Sinne jene feinen Risse im Harmoniemuster ausfindig zu machen, die auf Schwachstellen im Energiekreislauf hinweisen. Neben der Gesamtbetrachtung des Patienten sind hier die Beurteilung des Pulses, der Zunge und der Reaktion der Meridiane und Akupunkturpunkte beim Betasten wichtige Wegweiser. Der Therapeut muss die äußeren Anzeichen interpretieren, in die richtige Beziehung zu ihren inneren »Absendern« setzen, um schließlich mit Hilfe der ihm zur Verfügung stehenden Therapiearten eine Stabilisierung und Stärkung dieser Schwachstellen herbeizuführen. Er betreibt also Vorsorgemedizin.

Die zweite Aufgabe des TCM-Arztes ist es, bei bereits ins Ungleichgewicht geratenen energetischen Prozessen, also wenn bereits eine Erkrankung vorliegt, das äußere (sichtbare) Disharmoniemuster zu erkennen, um von diesem auf seine (unsichtbaren) Ursachen zu schließen und regulierend einzuwirken, bevor das Qi des Mikrokosmos zu schwach oder aufgebraucht ist oder sein Yin und Yang

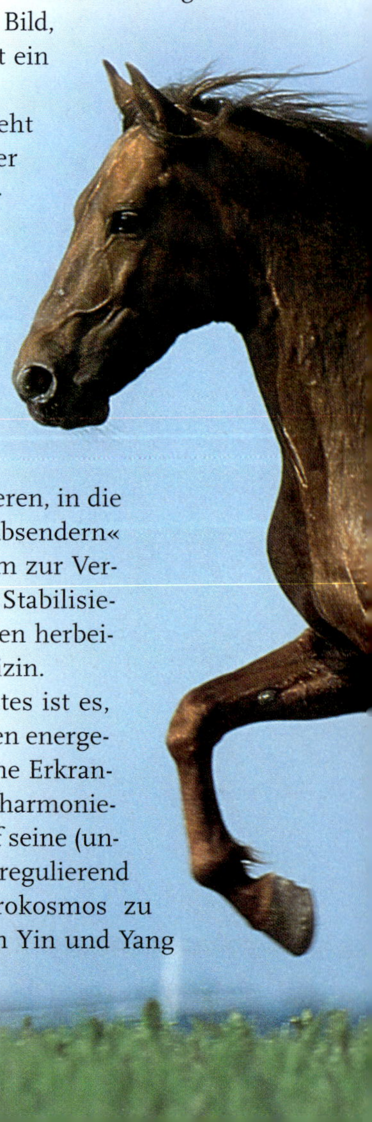

ein Stadium so starken Ungleichgewichtes erreichen, dass dies nur noch zur Trennung von Yin und Yang, also zur Zerstreuung des Qi führen kann (Tod).

Um Anamnese, Diagnostik, Vorsorge, Therapie und Erkennen des »Nichts-mehr-regulieren-Könnens« zu beherrschen, benötigt der TCM-Arzt nicht nur eine ausgezeichnete Beobachtungsgabe und sehr feines Gespür für Harmonie und Disharmonie. Er muss auch über ein tiefes, sehr umfangreiches Verständnis des Taoismus verfügen, um die Zusammenhänge, Wechselbeziehungen, Gesetzmäßigkeiten, Eigenschaften und Stadien von Ying und Yang und den verschiedenen Formen des immer fließenden Qi in die richtigen Beziehungen setzen und daraus Schlussfolgerungen ziehen zu können. Ohne diese Kenntnis kann er weder eine energetische Störung ausmachen noch die richtigen Maßnahmen zur Regulation ergreifen.

Diese Zusammenhänge erklären auch, warum es wenig erfolgversprechend ist, wenn man ohne TCM-Diagnostik versucht, aufgrund eines in westlicher Denkweise definierten äußeren Symptoms, also ohne Kenntnis seiner energetischen Bedeutung, eine einzelne, aus dem Zusammenhang gerissene Regulationstechnik einzusetzen (z. B. Rezeptakupunktur).

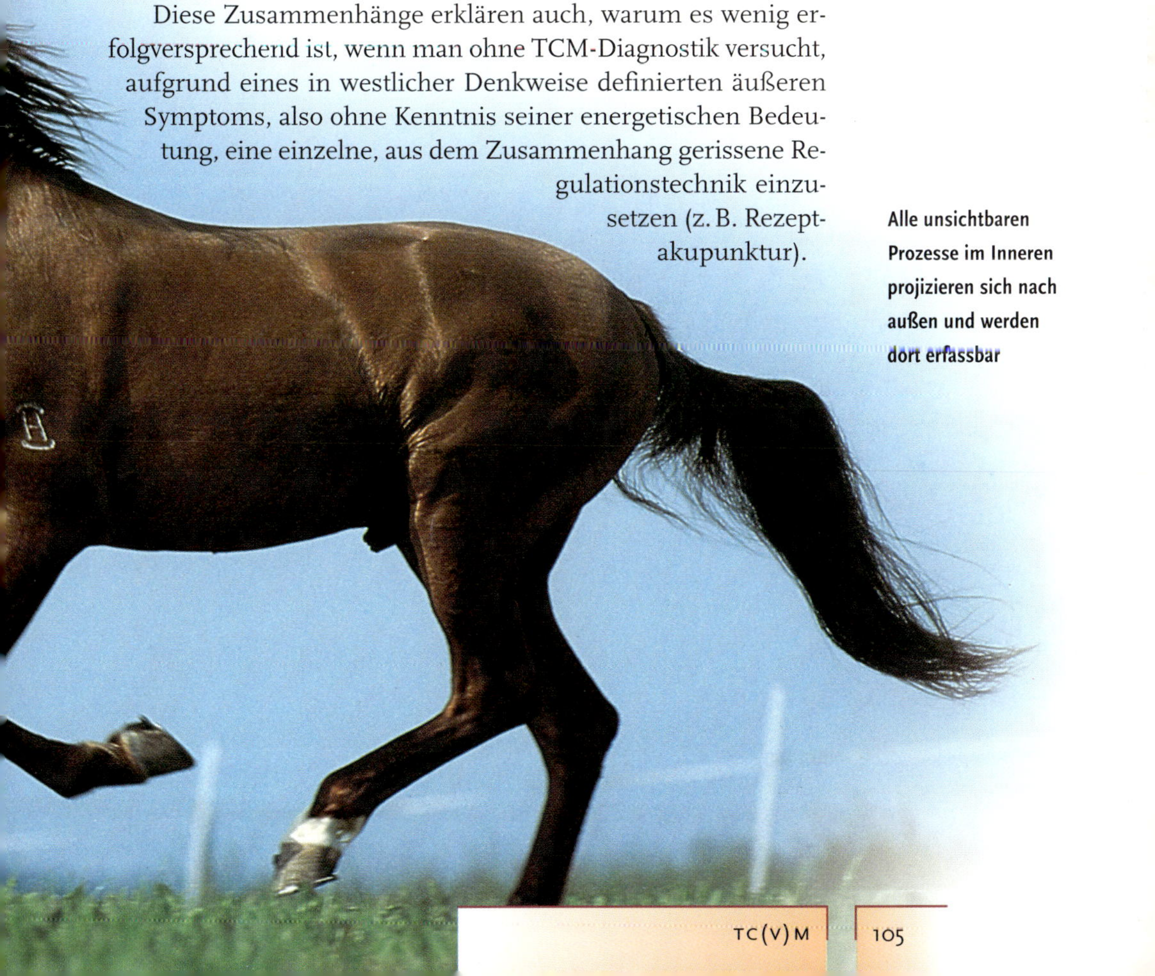

**Alle unsichtbaren Prozesse im Inneren projizieren sich nach außen und werden dort erfassbar**

## Anwendung und Therapie

Alles, was mit dem Mikrokosmos (Organismus) in Beziehung steht, nimmt auch Einfluss auf das energetische Geschehen. Entsprechend bedient sich die TCM einer großen Vielzahl unterschiedlichster Einflüsse, um Regulationen vorzunehmen.

Meistens verbinden wir im Zusammenhang mit dem Begriff »chinesische Medizin« sofort die Akupunktur, und weit verbreitet ist bei uns die Ansicht, dass sie das Kernstück der TCM ist. Umso enttäuschter sind wir häufig, wenn wir wegen eines Leidens zu einem TCM-Praktiker gehen und statt der erwarteteten Akupunktur nur eine Ernährungsempfehlung und einen Tee in die Hand gedrückt bekommen.

Es stimmt, die Akupunktur ist eine energetische Regulationsmaßnahme der TCM. Doch sie macht in der TCM-Therapie nur einen vergleichsweise kleinen Teil aus. Die wichtigsten und am häufigsten gebräuchlichen Verfahren sowohl in der Vorsorge als auch in der Behandlung sind die chinesische Diätetik bzw. ihre Arzneimitteltherapie. Allein sie soll in China rund 80 % aller Behandlungen ausmachen.

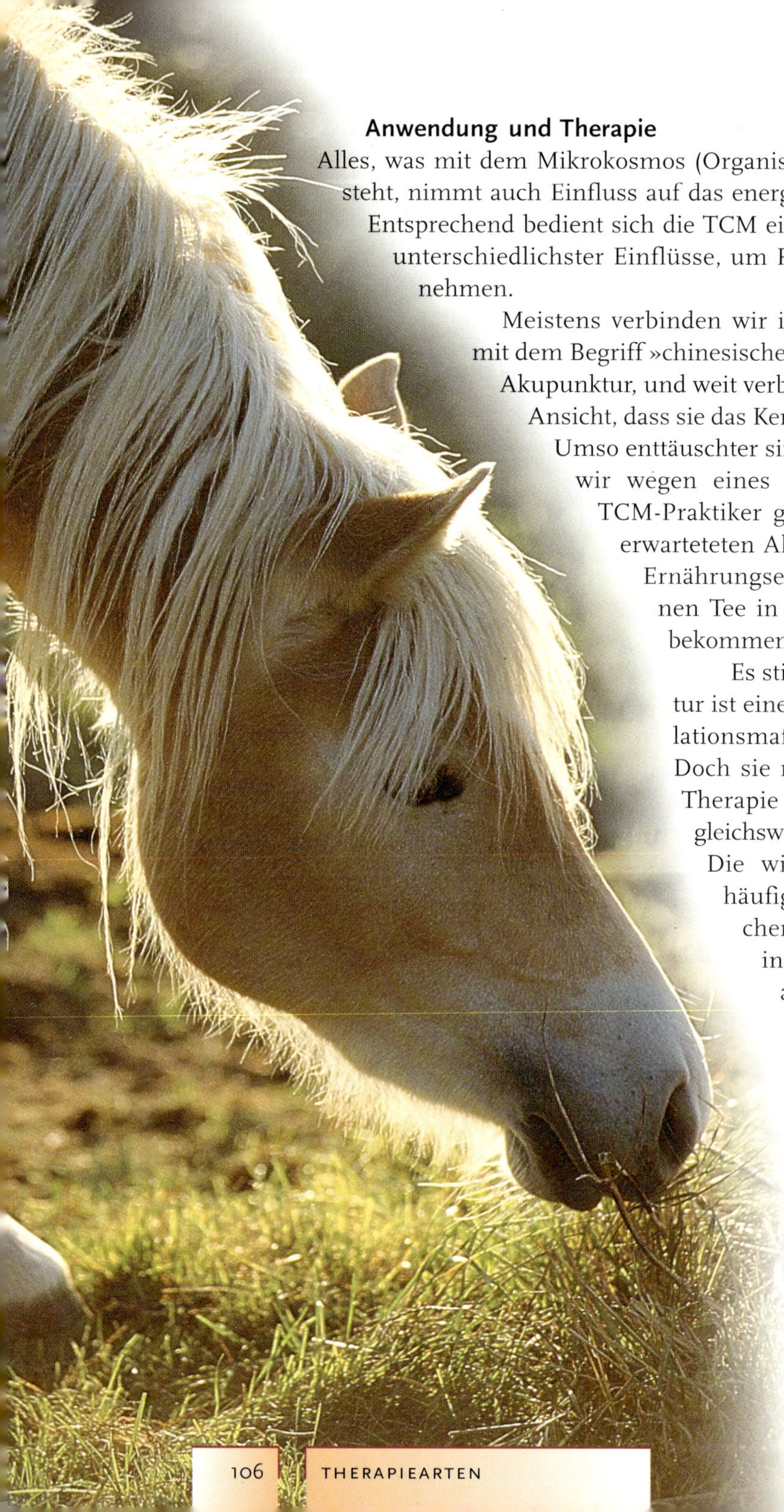

**Pferde suchen sich häufig instinktiv die Kräuter, die ihnen gut tun**

Nachdem der Therapeut bei der Diagnostik zu einem Befund über den energetischen Gesamtzustand des Patienten gekommen ist, wird er mit dem Ziel, Harmonien zu bewahren und zu stärken oder die aus den sichtbaren Disharmoniemustern abgeleiteten energetischen Ungleichgewichte wieder zu harmonisieren, einen Therapieplan aufstellen. Dieser Therapieplan beinhaltet einige oder mehrere vom Therapeuten selbst auszuführende Bestandteile z. B. Akupunktur, Zusammenstellung chinesischer Arzneimittelrezepturen wie z. B. Tees, Zusammenstellung eines Diätplans) und gegebenenfalls eine Reihe von Bestandteilen, die der Pferdebesitzer ausführen sollte (z. B. die weisungsgerechte Zubereitung und Verabreichung der Tees, Kräuter und Nahrungsmittel, die Durchführung von Meridian- und Akupunktmassagen, die genaue Einhaltung der Empfehlungen für Training, Umgang und Haltung).

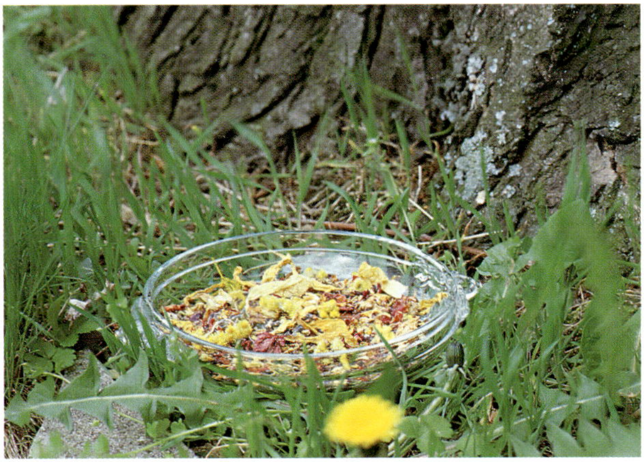

Blütenteile werden ebenfalls getrocknet und zu Therapiezwecken verabreicht

Je vielschichtiger und tief gehender eine Störung ist, desto mehr Therapieschritte können erforderlich werden. Jeder Organismus reagiert unterschiedlich schnell und lange auf einzelne therapeutische Maßnahmen, und es ist wichtig, dass der jeweils erfolgte Therapieabschnitt zunächst seine volle Wirkung erzielt hat, also vom Organismus »verarbeitet« wurde, bevor der nächste therapeutische Schritt eingeleitet wird. Entsprechend ist der Zeitpunkt für den eventuell notwendigen nächsten Therapieschritt oder für die Nachuntersuchung oft nicht sofort festlegbar.

Der Therapeut wird in diesen Fällen den Patientenbesitzer auffordern, nach einem bestimmten Zeitraum (z. B. einigen Tagen) einen telefonischen Zwischenbericht zu liefern. Durch gezielte Fragen zum Verhalten des Patienten und zu Auffälligkeiten, die für den Pferdebesitzer erfassbar sind, kann der Therapeut dann meist abschätzen, wann es sinnvoll ist, einen neuen Besuchstermin zur Fortführung oder Abschlussuntersuchung der Therapie anzuberaumen.

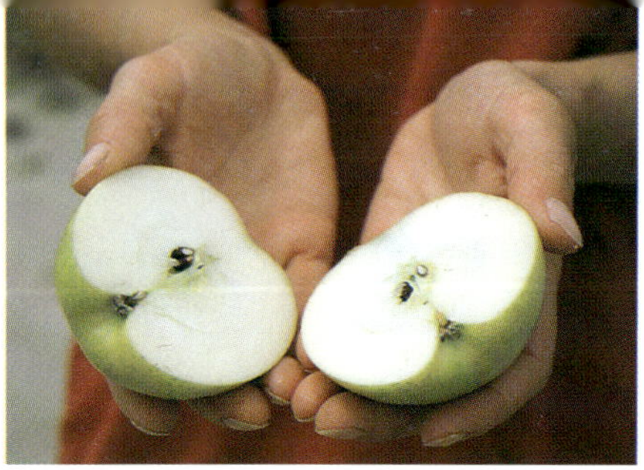

Ein Mikrokosmos für sich: der Apfel

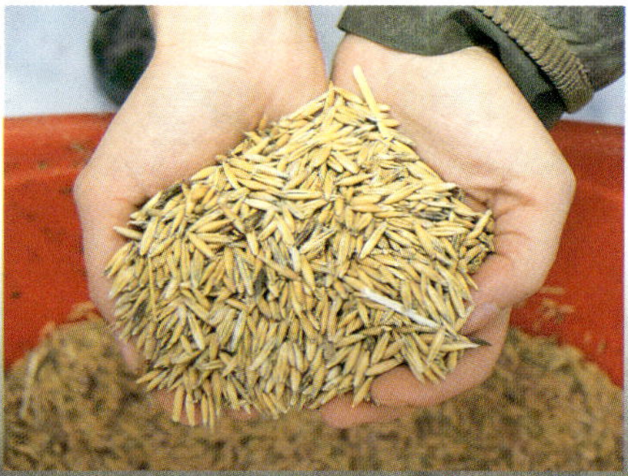

Hafer: Geschmack süß und Temperatur warm

## TC(V)M-Diätetik

Die richtige Ernährung spielt in der TCM eine fundamentale Rolle, da Nahrung zu den wichtigsten »Lieferanten« von Qi zählt. Jedes natürliche Nahrungsmittel (z. B. Apfel, Gräser, Kräuter, Getreide etc.) ist ein kleiner Mikrokosmos mit ganz bestimmten energetischen Eigenschaften innerhalb des Gesamtgefüges. Jedem Nahrungsmittel sind bestimmte Eigenschaften und jedes Nahrungsmittel ist bestimmten Organen und Funktionskreisläufen zugeordnet. So findet sich z. B. der Mais mit dem Geschmack süß und der Temperatur neutral unter den Elementen Erde, Metall und Wasser mit den Funktionskreisen Magen, Dickdarm und Blase, die Yang sind; Hafer mit dem Geschmack süß und der Temperatur warm unter den Elementen Erde, Metall und Wasser mit

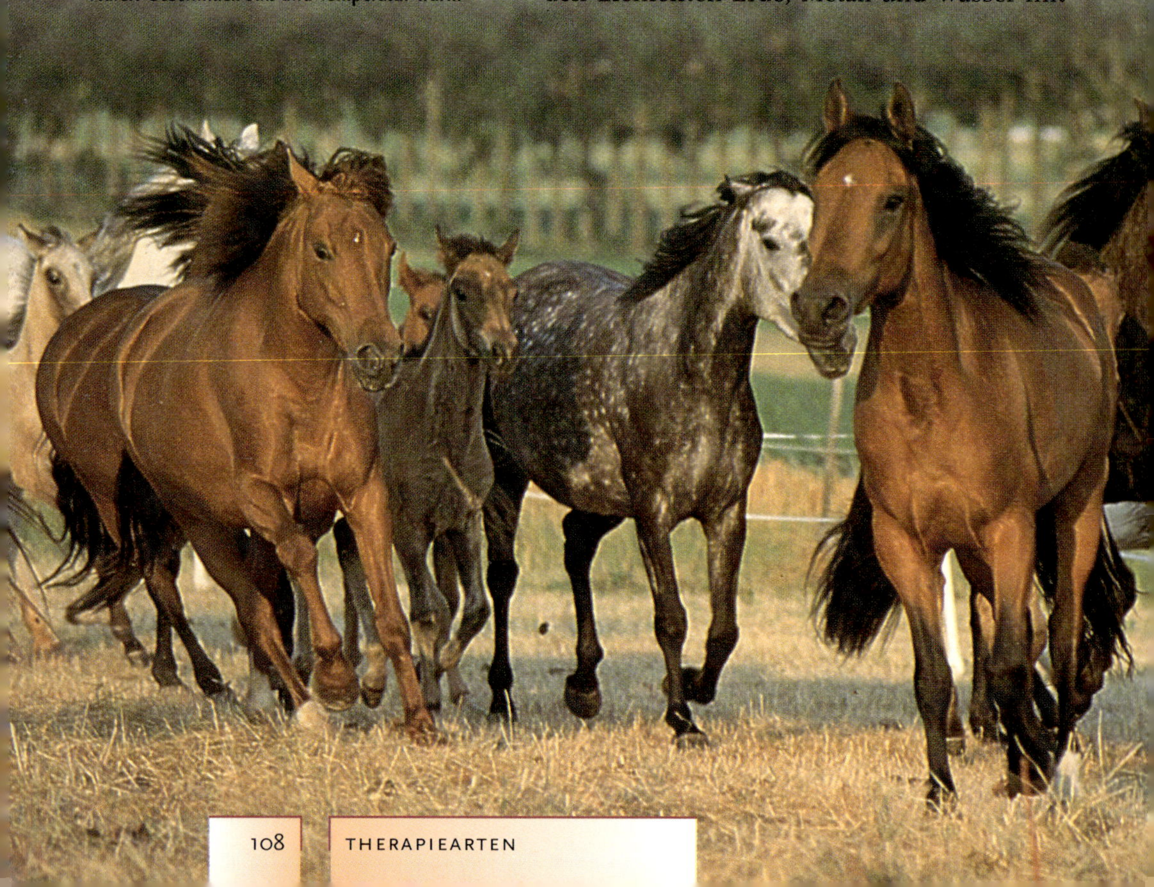

den Funktionskreisen Milz, Lunge und Niere, die Yin sind; oder Löwenzahn mit dem Geschmack süß, bitter und der Temperatur kalt unter den Elementen Holz und Erde mit den Funktionskreisen Leber und Magen, die Yin und Yang sind, usw. Jedes Nahrungsmittel, das aufgenommen wird, geht in den Mikrokosmos Mensch oder Pferd ein und liefert praktisch Qi in unterschiedlichen Stadien (mit unterschiedlichen Eigenschaften). Der Therapeut stellt aufgrund der vielen Eigenschaften der einzelnen Nahrungsmittel und dem energetischen Zustand des Patienten jene Nahrungsmittel, die dieser bevorzugt aufnehmen oder verstärkt meiden soll, so zusammen, dass die Nahrungsmittel ausgleichend auf die energetischen Zusammenhänge im Organismus einwirken. Um es ganz vereinfacht darzustellen, würde man also bei Kältezuständen in einem bestimmten Funktionskreislauf jene Nahrungsmittel empfehlen, die diesem Funktionskreislauf zugeordnet sind und wärmende Eigenschaften besitzen, und kalte Nahrungsmittel, die diesem Funktionskreislauf zugeordnet sind, meiden.

**Eine Pferdeherde ist im Kosmos ein Kosmos aus vielen Mikrokosmen, die in einer Wechselbeziehung zueinander stehen**

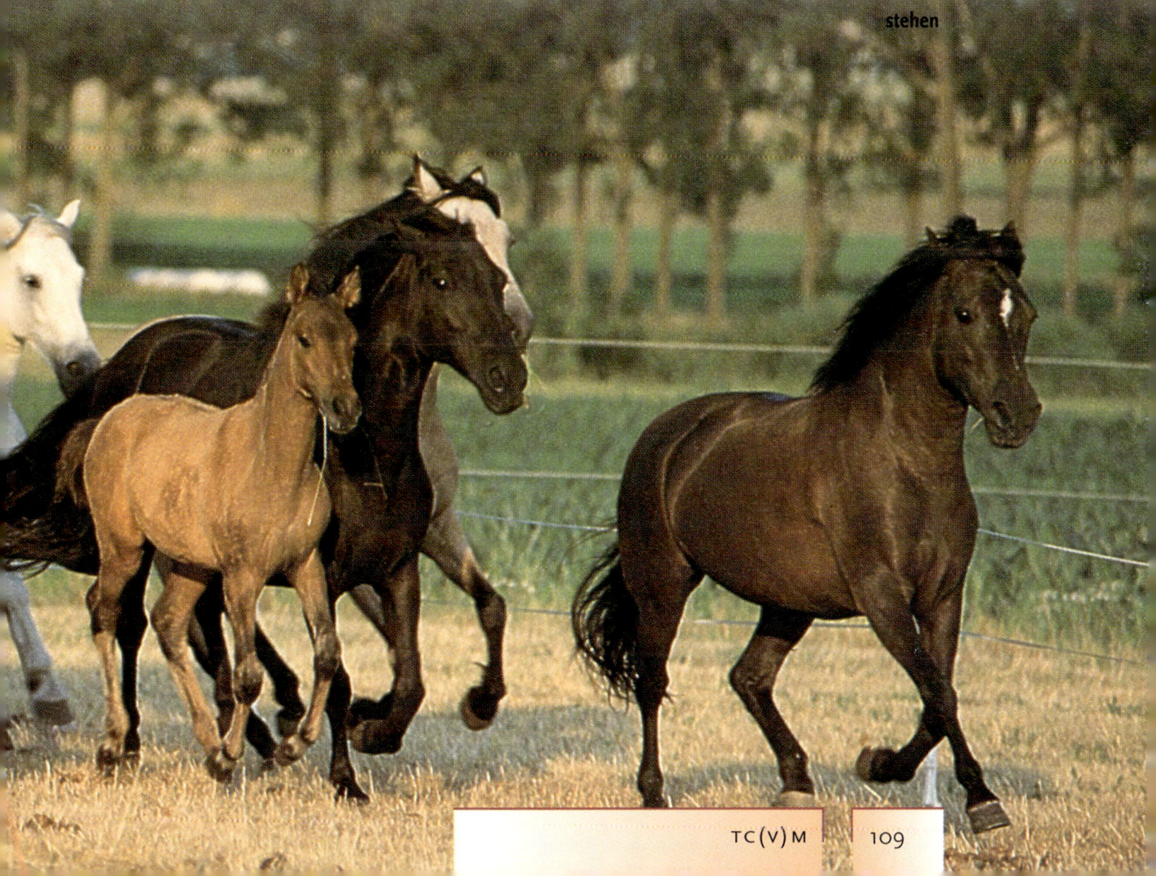

## TC(V)M-Arzneimitteltherapie

Eigentlich ist die chinesische Arzneimitteltherapie Bestandteil der Diätetik. Da jedoch in der Arzneimitteltherapie verwandte Substanzen oft nicht zu den bei uns erhältlichen natürlichen Nahrungsmitteln der Pferde zählen, führe ich sie hier gesondert auf. Ein großer Teil chin. Arzneimittel sind pflanzlichen Ursprungs, also Kräuter. Doch auch Mittel tierischen oder anorganischen Ursprungs, z. B. Minerale, finden in der chin. Arzneimitteltherapie Verwendung. Wie bei der Diätetik entscheiden die zugeordneten Eigenschaften und ihre Beziehungen zu den Funktionskreisen, ob, wann und in welchem Umfang sie Verwendung finden.

Da alles Natürliche auf der Welt in diese Beziehungsmuster eingeordnet und mit bestimmten Eigenschaften ausgestattet ist, erklärt es sich, dass es in der chin. Arzneimitteltherapie eigentlich nichts gibt, was nicht Verwendung finden kann. Dieser Ansatz erklärt auch, warum zum Beispiel bei bestimmten Problemen so exotischen Dingen wie Pulvern aus Elefantenzähnen oder Ähnlichem so große Bedeutung beigemessen wurde. Es erklärt auch, warum solche Mittel trotz gesetzlicher Verbote aus Artenschutzgründen und Abschaffung dieser Mittel in der praktizierten TCM auf den Schwarzmärkten aus alter Tradition und Überzeugung bis heute immer wieder astronomische Preise erzielen.

Die praktizierte TCM-Arzneimitteltherapie bedient sich ausschließlich Arzneimitteln solchen Ursprungs, dessen Verarbeitung und Verwendung international zulässig ist. Die bei uns am Pferd verwendeten Präparate sind größtenteils pflanzlichen und teilweise anorganischen (z. B. mineralischen) Ursprungs. Chin. Arzneimittel sollten ausschließlich, auch wenn sie teurer sind als ihre billig importierten Verwandten, von anerkannten GMP-Versendern stammen, da nur diese für eine Herkunft aus kontrolliertem Anbau und ständige Kontrolle auf Pestizid- und Schwermetallbelastung bürgen.

Ein Therapeut, der diese Therapie betreibt, muss über fundamentale Kenntnisse verfügen, denn sie hat teilweise sehr starke, tief greifende Wirkungen, die bei falscher Anwendung nicht minder schädlich sein können als die stärksten Therapeutika unserer westlichen Medizin.

**Heublumen: Chinesisch betrachtet sind sie eine Mischung völlig verschieden wirkender Pflanzen. Jede einzelne Pflanze müsste analysiert und in Beziehung gesetzt werden, bevor die Eigenschaften der Gesamtmischung erfassbar sind**

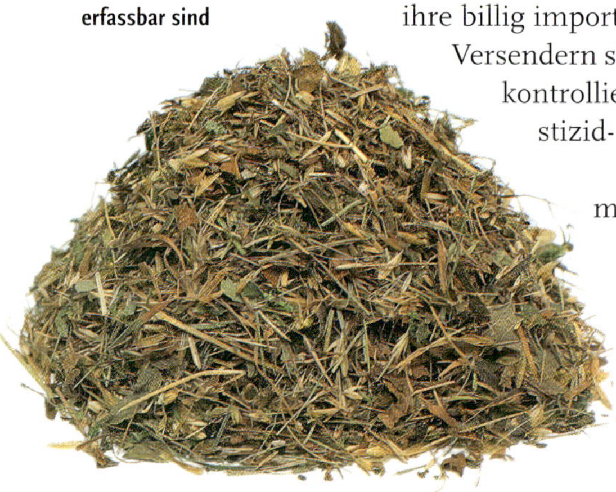

Neben genauer Kenntnis der Eigenschaften und Beziehungen jeden Mittels muss der Therapeut auch wissen, wie die Mittel jeweils zubereitet und verabreicht werden sollen. Die Art der Zubereitung hat unter Umständen veränderlichen Einfluss auf ihre Eigenschaften. Chin. Arzneimittel können genau wie bei der Phytotherapie in verschiedensten Formen verschrieben werden. Die Mischungen finden sich als Kügelchen, Tabletten, loses Pulver, in Kapseln gefüllt, oder der Therapeut erstellt eine Rezeptur, aufgrund derer eine mit chin. Kräutern vertraute Apotheke die Tagesrationen zusammenmischt, aus denen der Pferdebesitzer nach genauer Anweisung einen Tee oder Dekokt zur Verfütterung zubereitet.

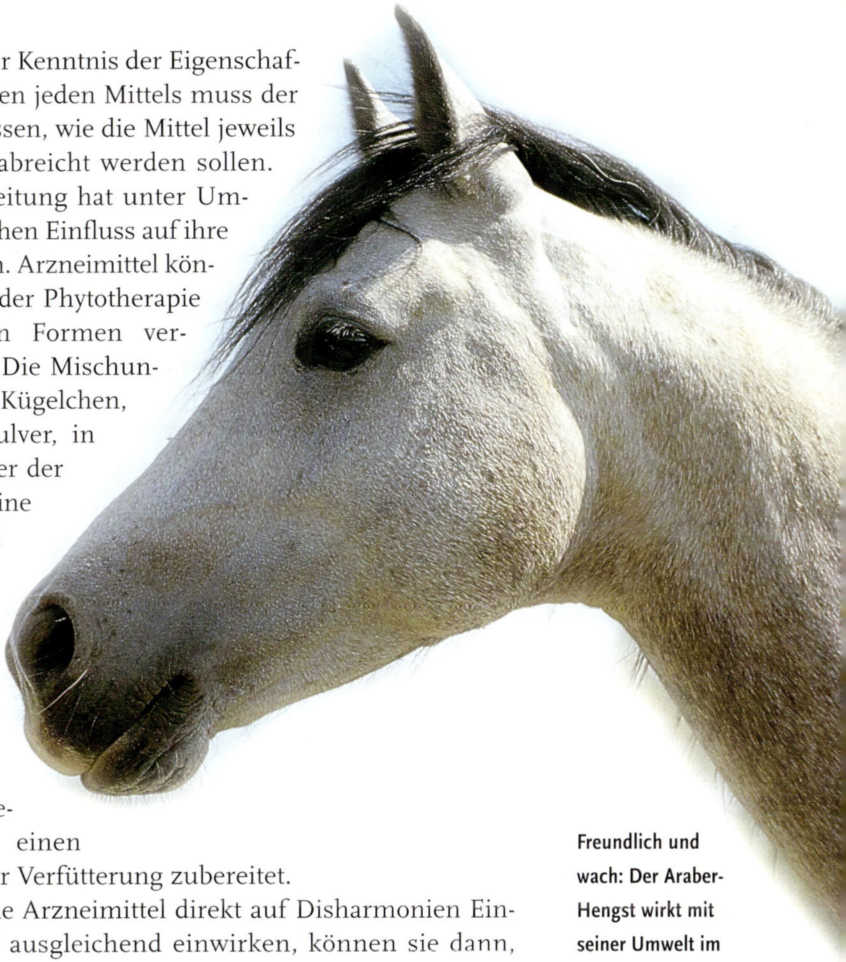

Freundlich und wach: Der Araber-Hengst wirkt mit seiner Umwelt im Einklang

Da chinesische Arzneimittel direkt auf Disharmonien Einfluss nehmen und ausgleichend einwirken, können sie dann, wenn der energetische Ausgleich erfolgt ist, bei weiterer Einnahme wieder eine gegenteilige, eine disharmonisierende Wirkung ausüben. Darum sind oft nur erstaunlich kurze Einnahmezeiten erforderlich und sinnvoll. Die Verschreibung zur Verabreichung über nur ein bis fünf Tage ist keine Seltenheit. Es kann fatale Folgen haben, wenn ein Pferdebesitzer ohne individuell vorausgehende TCM-Diagnostik durch einen erfahrenen Therapeuten eine chinesische Arzneimittelrezeptur bei vermeintlich gleichem Leiden oder gleicher Symptomatik verabreicht, weil etwa dieselbe Mischung aus der Apotheke ja auch bei dem Husten des Nachbarpferdes oder der gleichen Frühjahrsmüdigkeit im letzten Jahr geholfen hat.

## TC(V)M-Akupunktur

Die TCM-Akupunktur findet gerade bei Pferden in unseren Breiten viel und häufig Anwendung. Dies liegt einerseits daran, dass Pferde häufig duch die Akupunktur gut zu behandelnde energetische Störungen aufweisen, aber sicher auch daran, dass innerhalb der TCM die Akupunktur eine vergleichsweise überschaubare Therapieart ist, die sich darum besonders für den Einstieg in die umfangreiche und komplizierte Ausbildung der TCM eignet. Entsprechend gibt es einfach schon mehr Therapeuten, die bereits die TCM-Diagnostik und Akupunktur beherrschen, als solche, die sich darüber hinaus schon in die langjährige und komplizierte Fortbildung zur Ausübung der Arzneimitteltherapie vorgewagt haben.

**Der TCM-Therapeut muss nicht nur die Anatomie des Pferdes genauestens kennen …,**

Bei der TCM-Akupunktur nimmt der Therapeut direkten regulierenden Einfluss auf die Meridiane oder einzelne (chinesische) Organe. Auf den Meridianen

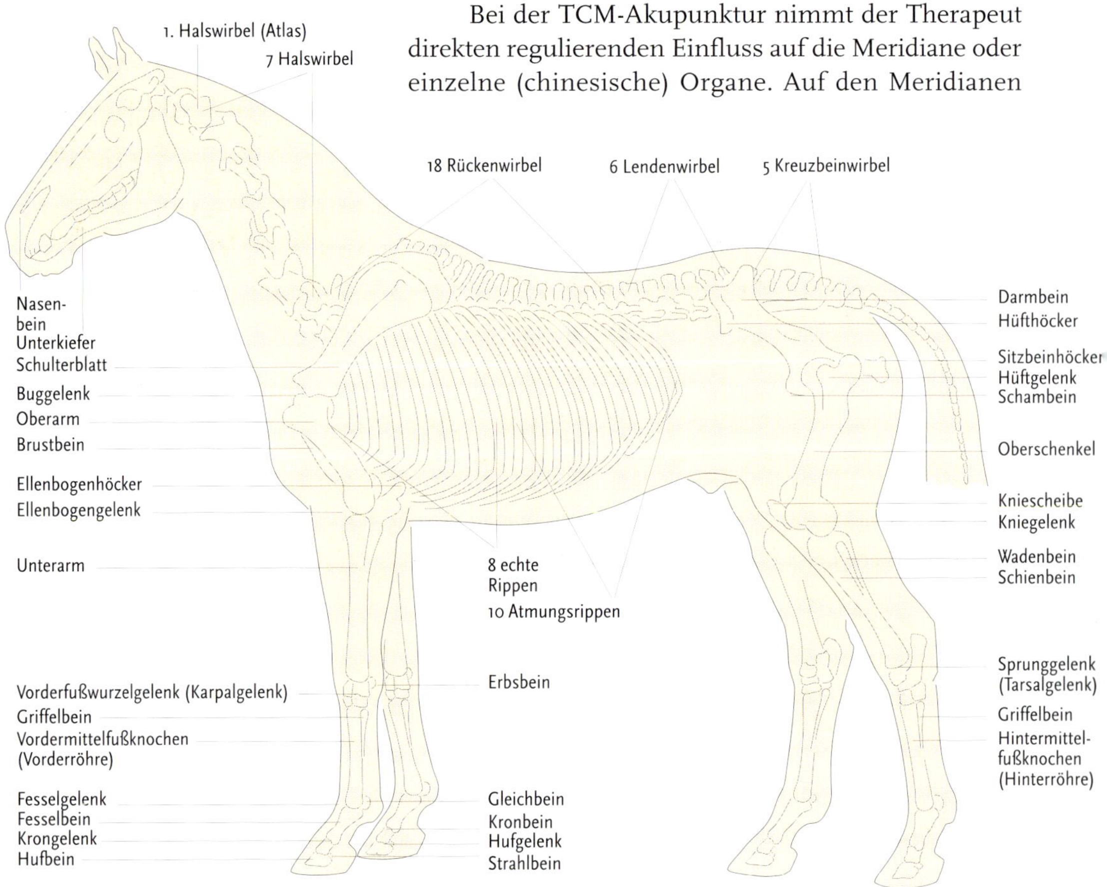

liegen eine Vielzahl so genannter Akupunkturpunkte. Diese Punkte sind normalerweise äußerlich unauffällig und reagieren erst bei bestimmten Störungen durch z. B. erhöhte Empfindlichkeit auf Berührung und Druck oder durch eine veränderte Temperatur im Verhältnis zu ihrem Umfeld. Jeder Akupunkturpunkt steht in Verbindung mit bestimmten Funktionen oder (chinesischen) Organen. Die Art der Reaktion eines oder mehrerer Punkte und das Wissen um seine Zuordnung im energetischen Gefüge und seine Verbindungen zu anderen reaktiven Punkten gibt dem Therapeuten Aufschluss über die Lokalisation, Art und Umfang einer Störung. Mit so genannten Akupunkturnadeln, die aus unterschiedlichen Materialien (z. B. Edelstahl, Gold, Silber etc.) bestehen, also die selbst auch verschiedene zugeordnete Eigenschaften aufweisen, sticht der Therapeut in mit dem Problem und seiner Ursache in Zusammenhang stehende Akupunkturpunkte. Je nach verwandtem Nadelmaterial, Stichtechnik und weiterer Manipulation (z. B. Erhitzen der Nadel durch Moxaabbrennung) sowie ausgewählter Punktekombination nehmen die Nadeln direkten Einfluss auf die energetischen Kreisläufe, indem sie zum Beispiel anregend oder beruhigend einwirken, den Qi-Fluss in bestimmten Bahnen beschleunigen oder verlangsamen, Hitze kühlen oder zerstreuen, Kälte wärmen, Stauungen auflösen, (chin.) Organe regulieren, yin und yang harmonisieren usw.

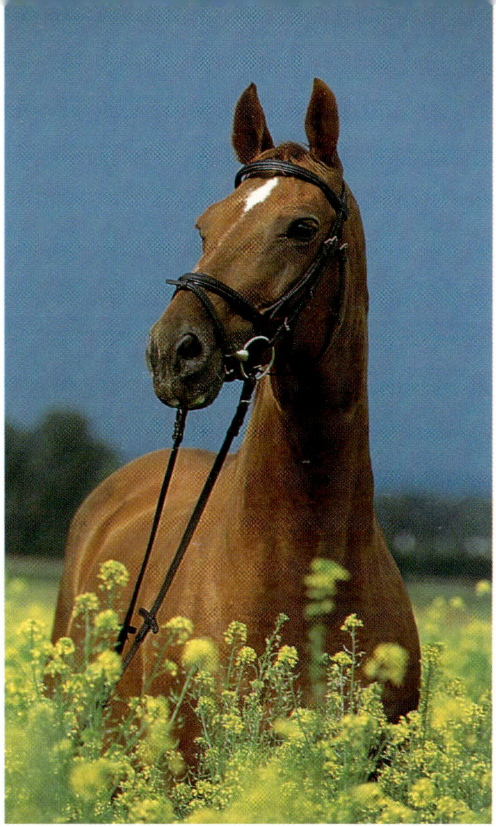

... er sollte auch den Ausdruck eines Pferdes beurteilen und deuten können

Die Existenz der Akupunkturpunkte ist heute wissenschaftlich einwandfrei belegt, sowohl aufgrund der Nachweisbarkeit ihres Temperaturunterschieds zur Umgebung und eines geringeren Hautwiderstandes gegen Gleich- und Wechselstrom verglichen mit umliegenden Hautpartien, als auch histologisch durch den Nachweis typischer Gefäß-Nerven-Bündel, wie sie nur und ausnahmslos an allen Akupunkturpunkten gefunden werden.

## TC(V)M: Hier ist sie angezeigt

Im Prinzip ist die TCM aufgrund der Gesamtheit ihrer Lehre bei absolut allen Beschwerden und Problemen angezeigt. In vielen Fällen als alleinige Therapie, in einigen (z. B. dort, wo chirurgische Eingriffe notwendig sind) aber zumindest als unterstützende, begleitende Therapie, die dem Organismus durch harmonisierende und stärkende energetische Regulation hilft, mit seinem Problem schneller und störungsfreier fertig zu werden.

Aufgrund ihres energetischen Ansatzes verträgt sie sich mit nahezu jeder anderen naturheilkundlichen und schulmedizinischen Therapie. Einige Therapien werden durch TCM in ihrem Therapieerfolg verstärkt oder stabilisiert (z. B. Homöopathie, Chiropraktik, Osteopathie).

Besonders interessant ist die TCM für den Bereich der Vorsorge, da sie Probleme bereits erkennen kann, wenn diese noch in einem für die Schulmedizin

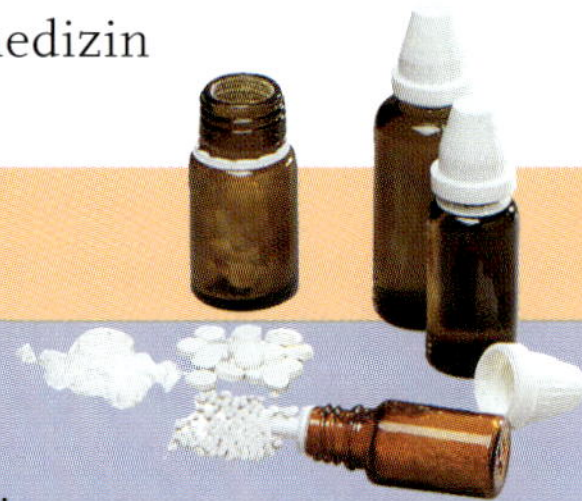

### Wo TC(V)M beim Pferd besonders angezeigt ist:

- **VORSORGE** zur regelmäßigen Überprüfung der energetischen Zustände im Organismus, um Schwachstellen regulieren zu können, bevor sie sich zu symptomatischen Erkrankungen und Beschwerden verstärken
- **STRESS- UND SCHMERZTHERAPIE** insbesondere bei Schmerzen mit schulmedizinisch nicht definierbarer Ursache und bei symptomatischen Veränderungen im Verhalten, Leistung oder Körperfunktionen unter Stresseinfluss
- **ERKRANKUNGEN ODER BESCHWERDEN IN FOLGENDEN BEREICHEN:** Atemwege, Stoffwechsel, Verdauungs-oder Urogenitaltrakt, Herz/Kreislauf, Nervensystem, Hormonhaushalt, Psyche und Haut, insbesondere auch überall dort, wo schulmedizinisch keinerlei klar definierbare Ursachen auszumachen sind und/oder wo jede andere Therapie fehlschlägt sowie bei allen chronischen Beschwerden und bei Infektionskrankheiten
- **BEGLEITEND** bei anderen Therapien der NHK oder Schulmedizin

und viele andere naturheilkundliche Therapiearten nicht erkennbaren Stadium sind.

Aufgrund meiner persönlichen Erfahrungen mit TCM-Therapien, die durch erfahrene Therapeuten durchgeführt wurden, ziehe ich mittlerweile oft und frühzeitig einen TCM-Therapeuten hinzu. Das sowohl zur Vorsorge als auch bei jedem Problem, das für unsere Therapeuten vor Ort keine klar erkennbare Ursache hat oder nicht zufrieden stellend mit hier verfügbaren Therapiearten behandelt werden kann.

**Vorsorge mit TCM – so manche Beschwerden könnten behoben werden, bevor sie symptomatisch werden**

Auch in Fällen, wo die Schulmedizin bei chronischen Erkrankungen wie zum Beispiel chronischer Bronchitis, Dämpfigkeit, chronischer Hufrollenentzündung oder langjährigen, undefinierbaren Lahmheiten keine Hoffnung mehr machen konnte und die Tötung des Tieres als Erlösung nahe legte, habe ich mehr als einmal erlebt, dass der Befund der TCM-Diagnostik durchaus gute Behandlungschancen einräumte und die anschließende Therapie die betreffenden Pferde nicht nur retten sondern sogar soweit heilen konnte, dass diese Pferde wieder voll oder zumindest leicht (freizeitmäßig) belastbar wurden. Der finanzielle und zeitliche Aufwand für die weite Anreise des Therapeuten oder den Transport meines Pferdes zum Therapeuten meines Vertrauens hat sich nach meiner Erfahrung immer bezahlt gemacht.

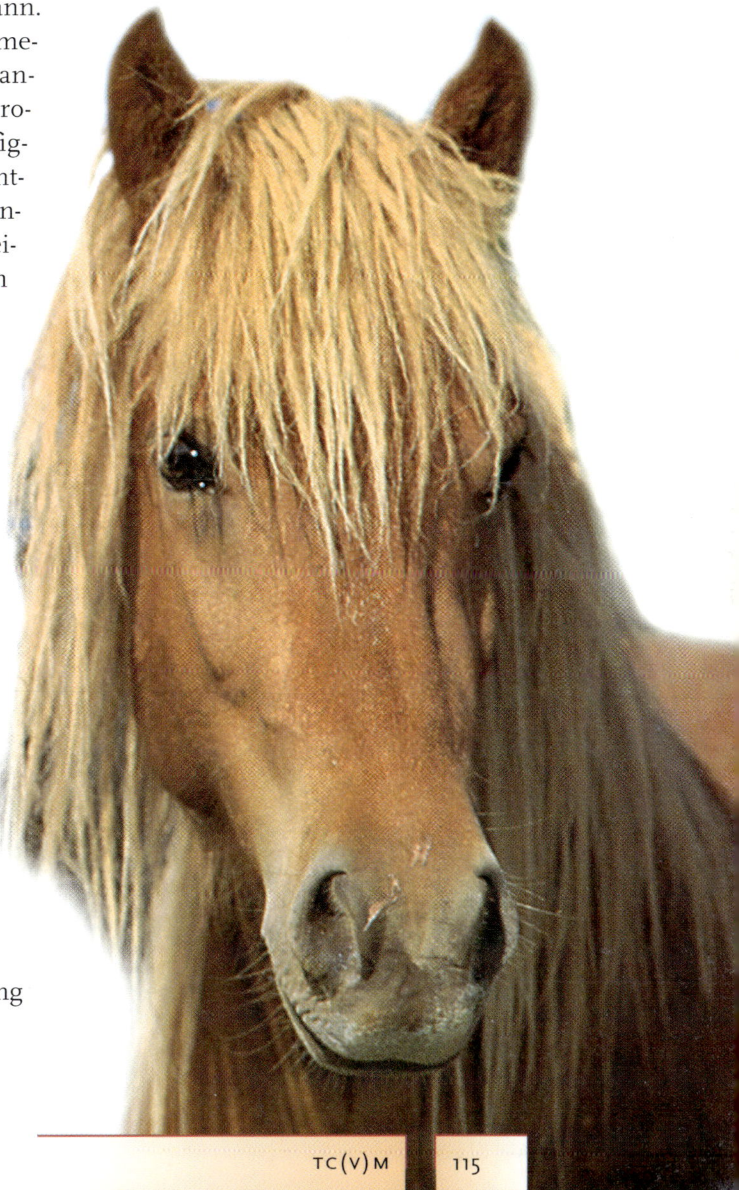

**PROFI·TIPP**

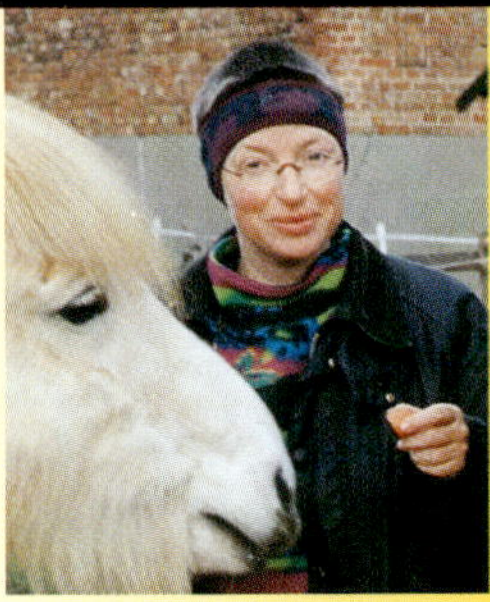

**Ute Meyerdirks-Wüthrich**

Großen Stress und extreme Belastung können Sie Ihrem Pferd mit Bach-Blüten erleichtern. Dafür eignen sich in einer akuten Situation die Notfalltropfen Rescue Remedy. Sie wirken in vielfältigen Schocksituationen beruhigend und harmonisierend, zum Beispiel bei Verletzungen, Kastration, Verladen und Transport, Stallwechsel oder Verlust von Stallgenossen.

## Weitere Therapiearten

Die nachfolgenden Therapiearten möchte ich hier nicht unerwähnt lassen, da sie gerade im Zusammenhang mit Pferden zur Zeit oft erwähnt werden. Um sie in derselben Ausführlichkeit zu behandeln wie die vorangegangenen großen, klassischen Therapiearten, reicht der Rahmen dieses Buches nicht aus. Darum werde ich mich nur auf eine grobe Definition beschränken, die es Ihnen zumindest erlaubt, die jeweilige Therapieart leichter weiter hinterfragen zu können.

### Bach-Blütentherapie

Der englische Arzt Edward Bach begründete die Bach-Blütentherapie. Die Zubereitung und Wirkung der Bach-Blüten ist entfernt mit der Homöopathie vergleichbar. Anders als bei dieser wirken Bach-Blüten jedoch ausschließlich psychisch – nehmen also Einfluss auf bestimmte Gemütszustände des Patienten. 38 verschiedene Pflanzen hat Bach gefunden, deren energetische Informationen Einfluss auf jeweils ganz bestimmte Gemütszustände nehmen können. Ähnlich wie bei der Homöopathie in den höchsten Potenzen sind Bach-Blüten ausschließlich feinstofflich, informativ wirkende Therapeutika. Das Vorhandensein irgendei-

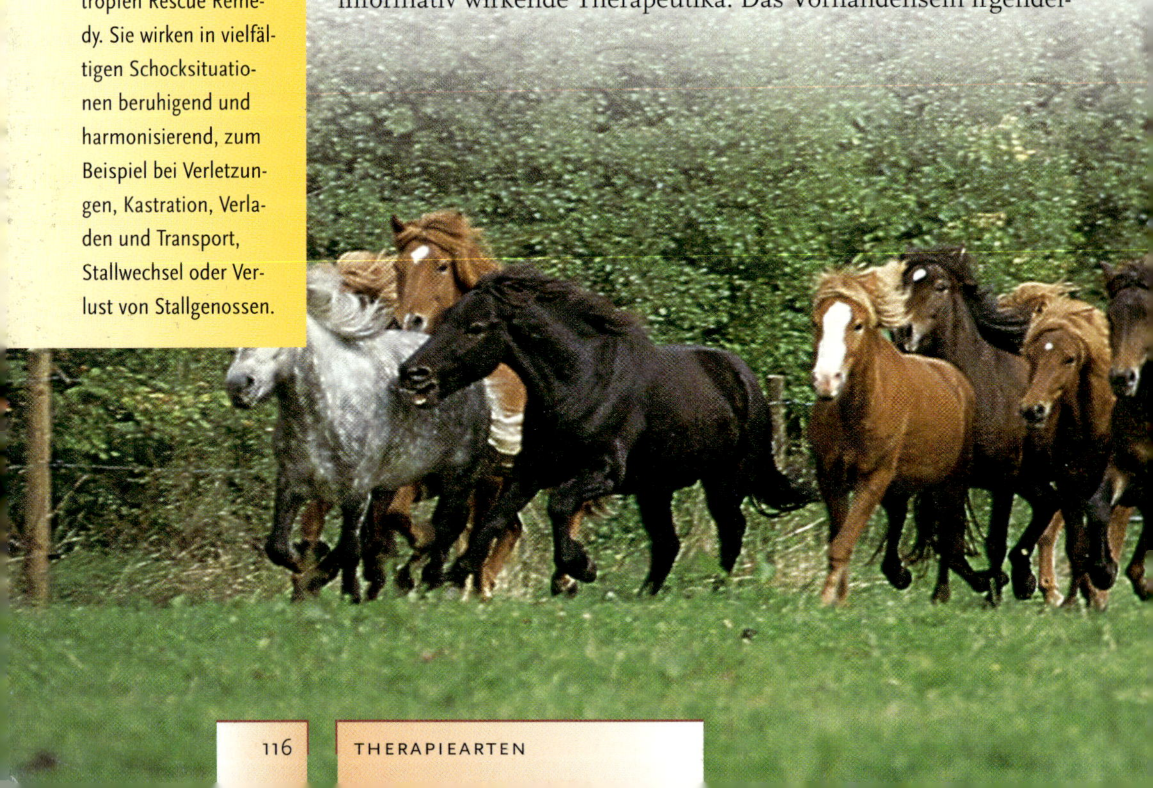

nes Wirkstoffes ist wissenschaftlich nicht nachweisbar. Anders als bei der Homöopathie, wo Schüttelschläge bei der Potenzierung die notwendige Energie zuführen, werden Bach-Blütentropfen gewonnen, indem die morgens gesammelten Blüten (Zeit der stärksten Information in den Blüten) in Quellwasser eingelegt einige

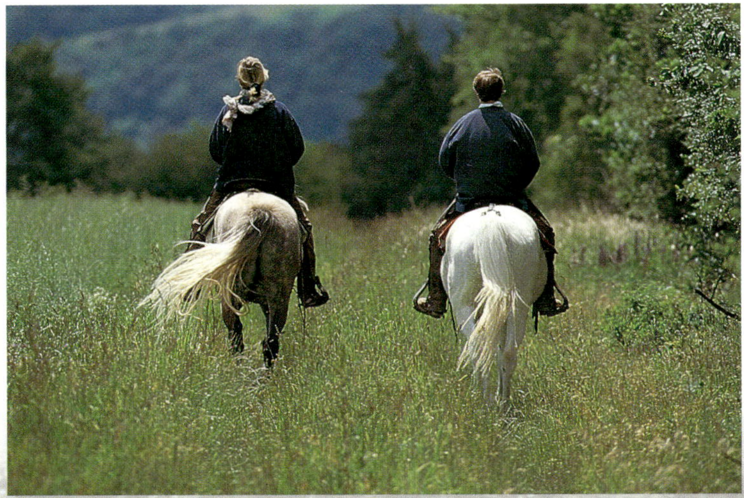

Bach-Blüten sollen für Harmonie zwischen Pferd und Reiter sorgen

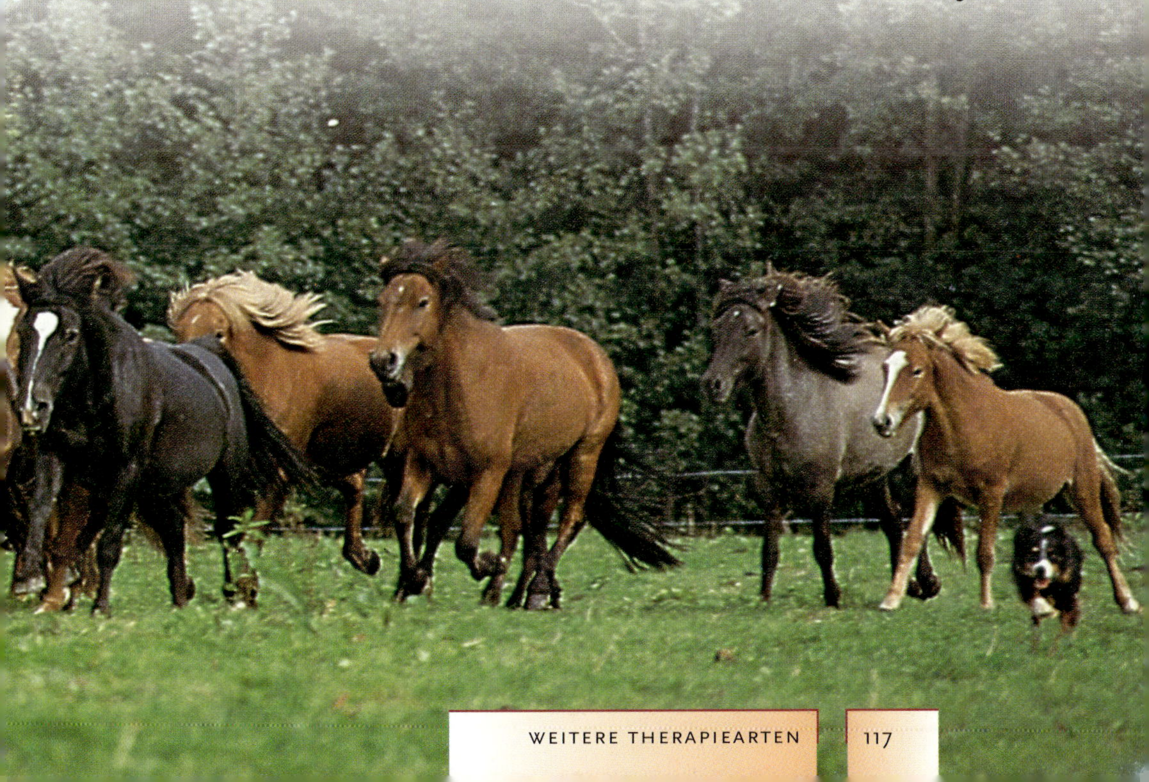

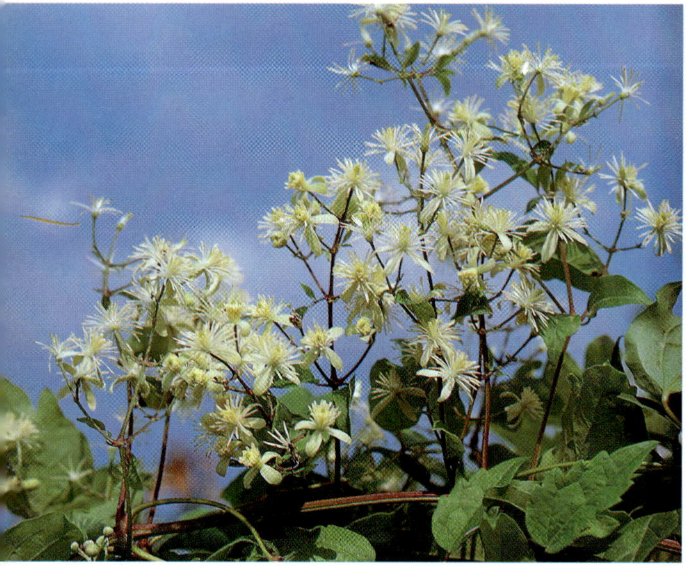

Clematis – Waldrebe: Sie hilft, die Gegenwart zu erleben

Stunden der Sonnenenergie ausgesetzt werden und das mit der Information versehene Wasser anschließend durch Hinzufügen von Alkohol haltbar gemacht wird. Die Bach-Blütentherapie ist eine bezüglich ihrer Wirksamkeit stark umstrittene Therapie. Es gibt jedoch viele Pferdebesitzer und Therapeuten, die mit ihren Pferden sehr gute Erfahrungen mit Bach-Blüten gesammelt haben.

### Magnetfeldtherapie

Sie ist Bestandteil der sogenannten Elektrotherapien, zu denen neben der niederfrequenten Magnetfeldtherapie unter anderem auch Galvanisation, mittel- und hochfrequente Therapien sowie Ultraschall zählen. Bei der Magnetfeldtherapie werden die zu behandelnden Körperteile niedrigfrequenten magnetischen Impulsfeldern ausgesetzt. Die Magnetfeldtherapie nimmt direkten Einfluss auf die Magnetfelder der einzelnen Zellen im Körper. Eingesetzt wird die Magnetfeldtherapie zur Beschleunigung der Wundheilung, bei der Schmerztherapie chronischer Erkrankungen wie Rheuma, Arthrose, Spat etc., zur Narbenentstörung und zur Beschleunigung der Knochenheilung nach Brüchen. Die Auswirkungen eines Magnetfeldes auf eine Zelle sind wissenschaftlich nachweisbar, und die Therapie ist heute zur Anregung der Selbstheilungskräfte des Körpers, als Durchblutungsförderer und als Beschleuniger der Zellregeneration allgemein anerkannt und nachvollziehbar.

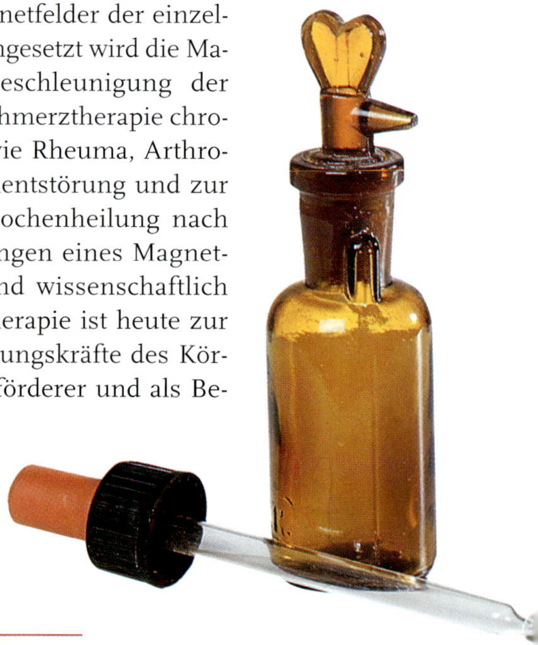

### Eigenbluttherapie

Die Eigenbluttherapie findet in erster Linie bei der Behandlung von Allergien Verwendung und zählt zu den Umstimmungstherapien. Bei einer Allergie wehrt sich der Körper nicht mehr hinreichend gegen den krank machenden Auslöser. Durch die Entnahme von Blut, das anschließend unter die Haut oder in den Muskel des Patienten zurückgespritzt wird, löst man im Körper eine unspezifische Abwehrreaktion aus, da das Blut vom Körper nach Verlassen der Gefäße und Einspritzung in die Gewebe nur noch als Fremdkörper gesehen wird. Der Organismus reagiert mit einer Aktivierung des Abwehrsystems, er rüstet also praktisch noch einmal richtig auf, um den vermeintlichen Fremdkörper unschädlich zu machen. Dabei wird automatisch auch der allergieauslösende Fremdstoff durch die reaktivierte Abwehr wieder verstärkt angegriffen und abgebaut. Gelegentlich wird statt des Eigenblutes auch ein anderes Fremdeiweiß (zum Beispiel H-Milch) unter die Haut gespritzt, um das Immunsystem neu anzuheizen. Die Wirkung der Eigenbluttherapie ist wissenschaftlich erklär- und nachvollziehbar, und sie ist eine anerkannte Methode bei der Allergiebehandlung. Die Wirksamkeit und ihre Nachhaltigkeit ist jedoch von Patient zu Patient unterschiedlich.

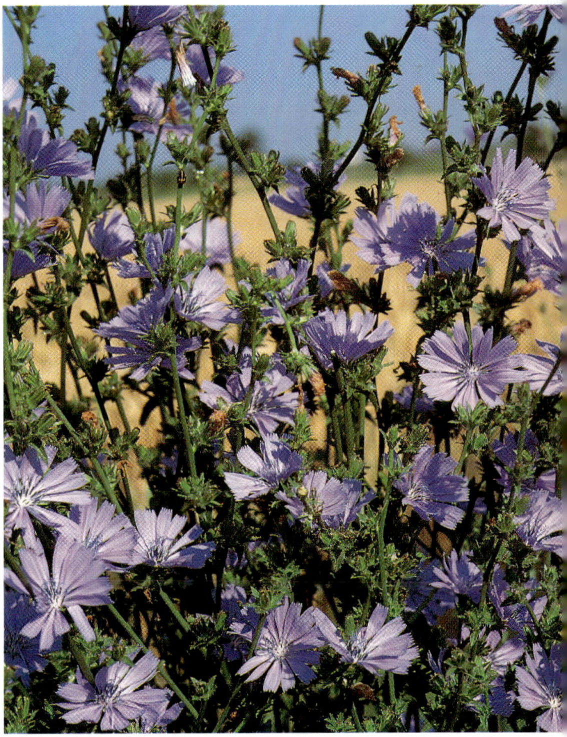

**Chicory – Wegwarte: Sie hilft, selbstlose Liebe zu entwickeln**

### Akupressur, Akupunktmassagen und Meridianmassagen

Diese Therapien sind in erster Linie vorbeugende Behandlungen, die die Pferdebesitzer nach entsprechender Anleitung auch teilweise selbst durchführen können. Wie die TCM und zum Teil direkt aus ihr hervorgehend, konzentrieren sich diese Therapien auf energetische Abläufe im Körper. Durch manuelle Massage oder Druckausübung entlang der Meridiane oder auf bestimmte Akupunkturpunkte sollen die Energiekreisläufe des Organismus

**PROFI·TIPP**

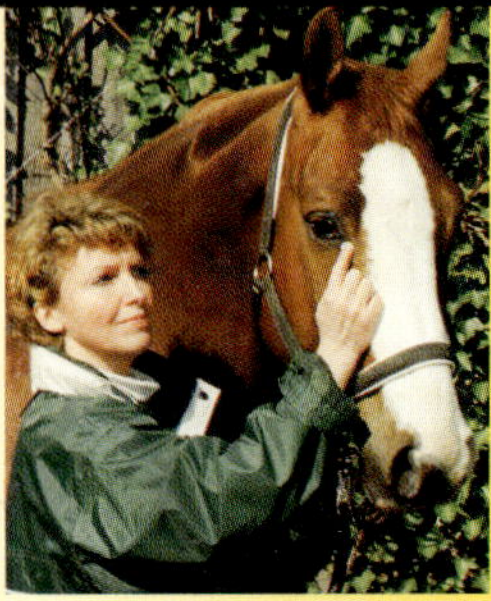

**Dr. Ina Gösmeier**

Akupressur am Pferd kann Verspannungen lösen und stärkt die Lebensenergie. Die Ausgewogenheit zwischen den Yin- und Yang-Aspekten des Körpers bestimmt dessen Gesundheit. Yang wird die Rückenseite des Pferdes zugeordnet, vom Kopf über den Rücken bis zu den Hintergliedmaßen. Yin wird die gerundete, weiche Bauchseite zugeordnet, mit Brust und Kehle. Durch die Akupressur wird die Ausgewogenheit zwischen Yin und Yang unterstützt und somit dem Entstehen von Krankheiten vorgebeugt.

gestärkt, aktiviert, beruhigt, stabilisiert oder reguliert werden. Diese Therapien fördern in erster Linie das Wohlbefinden und die Leistungsfähigkeit des Pferdes. Sie eignen sich außerdem nach entsprechender Anleitung durch den Therapeuten hervorragend zur gezielten, unterstützenden Behandlung durch den Pferdebesitzer zwischen zwei TCM-Behandlungen, was besonders dort interessant werden kann, wo der TCM-Therapeut nicht in unmittelbarer Nähe ansässig ist.

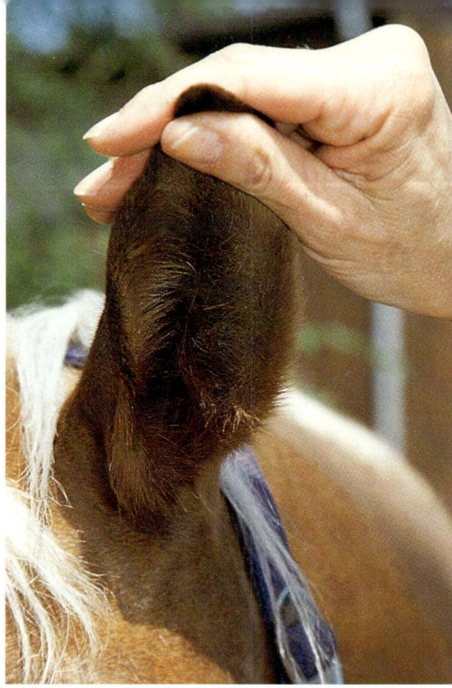

Am Ohr sitzen wichtige Akupressurpunkte

## Ozontherapie

Bei der Ozontherapie wird heute mit Hilfe spezieller, hochmoderner Geräte aus reinem Sauerstoff medizinisches Ozon erzeugt. Diese Herstellung gewährleistet, dass eine medizinisch einsetzbare Qualität und Konzentration des ansonsten für den Menschen hochgiftigen Ozons erzielt wird. Das so erzeugte Ozon wird sowohl äußerlich als auch als Beimengung bei Eigenblutbehandlungen eingesetzt. Ozon hat eine sehr starke antibakterielle und antivirale Wirkung. So findet Ozon auch in der Wasseraufbereitung oder als Sterilisationsmittel Verwendung.

Äußerlich angewandt wird es unter Luftabschluss (beispielsweise durch Einpumpen unter eine vorher luftdicht an der zu behandelnden Stelle angebrachte Plastikfolie) bei schlecht heilenden Wunden, bakteriellen Hauterkrankungen, Verbrennungen etc. für bestimmte Zeiträume und in genau festgelegter Konzentration zwischen 10 und 30 Min. direkt mit der betroffenen Hautpartie in Kontakt gebracht. Dabei darf das Ozon auf keinen Fall in die Atemwege gelangen, da es ein Atemgift ist. Nach Ende der Behandlung wird das Ozon mittels eines speziellen Gerätes erst aus der Folie abgesaugt, bevor diese vom Körper entfernt werden darf. Die Einwirkung des Ozons auf die betroffene Hautpartie ist besonders da von Bedeutung, wo bereits gegen alle möglichen Therapeutika resistente Bakterien eine Heilung verhindern.

Innerlich wird Ozon angewandt, indem es mittels eines speziellen Verfahrens im Rahmen der Eigenblutbehandlung dem Blut nach Abnahme beigemischt wird, bevor dieses dem Patienten wieder zurückgespritzt wird. Diese Form der Behandlung hat abwehrsteigernde, bakterienhemmende, entzündungshemmende und virenhemmende Eigenschaften. Die ozonisierte Eigenblutbehandlung findet am Pferd Einsatz bei allgemeinen Immunschwächen, chronischen Atemwegserkrankungen, Druse, allergischen Hautproblemen, Heustauballergie, periodischer Augenentzündung, Infektionserkrankungen, Durchblutungsstörungen (z. B. Rehe oder Hufrolle) und dergleichen mehr. Die antibakteriellen Wirkungen des Ozons sind wissenschaftlich nachgewiesen und unumstritten – ebenso die Wirksamkeit der äußerlichen therapeutischen Anwendung. Die Steigerung der therapeutischen Wirksamkeit einer Eigenblutbehandlung mit Ozon ist jedoch bei einigen Indikationen durchaus umstritten.

**Überprüfung der Funktionsfähigkeit des Vorderfußwurzelgelenks**

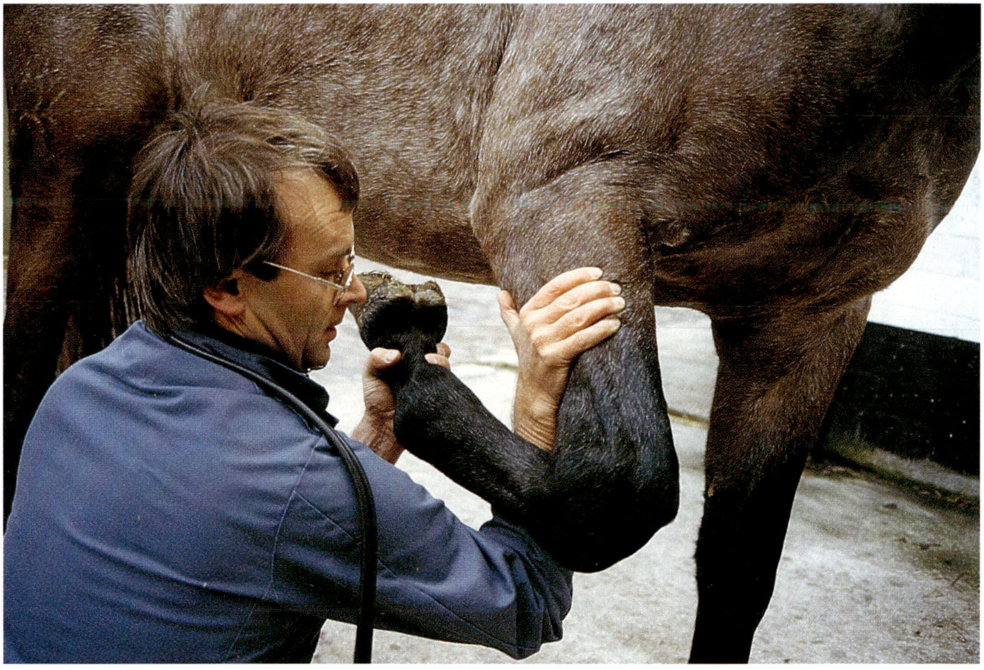

# *Serviceteil*

## KLEINES LEXIKON

| | |
|---|---|
| Aderlass | Eröffnung einer Vene zwecks Ausleitung von Blut |
| analogisieren | Entsprechungen, Ähnlichkeiten suchen (Homöopathie) |
| Anamnese | griechisch »Erinnerung« – Aufnahme der Krankheitsvorgeschichte eines Patienten |
| austherapiert | umgangssprachlich für eine Erkrankung, die auf keine Therapie angesprochen hat und die der Therapeut nicht mehr für behandelbar hält |
| Atom | kleinstes Teil eines chemischen Grundstoffes, das selbständig existent sein kann (atomar – die Atome betreffend) |
| Bakterien | Mikroorganismen aus dem Pflanzenreich. Die meisten Bakterien sind unschädlich, viele sind für andere Organismen lebenswichtige Symbionten (z. B. Darmflora), einige Bakterienarten sind z.T. gefährliche Krankheitserreger. Viele Bakterien sind, sofern keine Resistenzen bestehen, durch Antibiotika angreifbar. |
| Baunscheidtismus | Verfahren der Humoraltherapien nach ihrem Erfinder Carl Baunscheidt |
| Biopsie | Entnahme von Gewebeproben aus einem lebenden Körper zu Untersuchungszwecken |
| Blistern | Verfahren der Humoraltherapien unter Anwendung einer scharfen Einreibung mit sogenanntem »Blister«, einer meist crotonhaltigen Salbe |
| Cantharidinpflaster | Verfahren der Humoraltherapien unter Anwendung einer hautreizenden Substanz, die aus der spanischen Fliege (cantharis ves.) gewonnen wird |
| Chiropraktik | Verfahren der Physiotherapie, bei dem durch manuelle Griffe Verschiebungen der Wirbelsäule behandelt werden |
| Dekokt | bestimmte Form der Abkochung (s. Phytotherapie) |
| Diätetik | Ernährungslehre |
| Diagnostik | Lehre von der Krankheitserkennung – beinhaltet alle Maßnahmen, die erforderlich sind, um eine Erkrankung eindeutig identifizieren zu können |
| Endoskop | mit einem Leuchtkörper versehenes Gerät, mit dem man Körperhohlräume ausleuchten und spiegeln kann. Mit Hilfe der Endoskopie lassen sich durch Einführung des am Gerät befindlichen Schlauches über die Nüster in die Atemwege oder die Speiseröhre z. B. die Atemwege (Bronchiskopie) oder der Magen (Gastroskopie) von innen betrachten. Einige Geräte erlauben eine gleichzeitige Entnahme von z. B. Sekretproben. |
| Esoterik | Geheimlehre |
| Globuli | kugelförmiges Arzneimittel (s. Homöopathie) |
| Humoral | die Körpersäfte betreffend |
| Hydro-(logisch) | Wasser betreffend (s. Physiotherapie) |
| Indikation | (Heil-)anzeige – Zuordnung/Verschreibung einer zum Befund passenden Therapie oder eines Medikamentes |
| Infus | Aufguss, Tee |

| | |
|---|---|
| Kontraindikation | Gegenanzeige – Ausschluss einer Therapie oder eines Medikamentes aufgrund des Befundes |
| Materia Medica | Arzneimittelbildsammlung (s. Homöopathie) |
| Meridian | Leitbahn s. TCM |
| Modalität | Art und Weise, Ausführung (s. Homöopathie) |
| Molekül | kleinstes Teil einer chemischen Verbindung, das aus mehreren Atomen besteht (molekular = die Moleküle betreffend) |
| Mykose (mykotisch) | Erkrankung, die durch parasitär lebende Pilze hervorgerufen wird (durch Pilz bedingt) |
| Ostheopathie | Knochenleiden, Knochenheilkunde |
| Qi | Begriff aus der TCM, »kosmische Ursubstanz« |
| Parasit (parasitär) | Schmarotzer (durch Schmarotzer hervorgerufen). Der Parasit lebt und ernährt sich auf Kosten seines Wirtes (eines anderen Organismus), ohne für diesen im Gegenzug von Nutzen zu sein. Viele Parasiten sind für ihren Wirt gesundheitsschädlich. |
| Pathologie | Krankheitslehre |
| Phonendoskop | Stethoskop mit Membran |
| Physiotherapien | manuelle und physikalische Therapien |
| Phytotherapie | Kräuterheilkunde |
| Placebo | Scheinarzneimittel. Ein eigentlich wirkungsloses, dem echten Arzneimittel täuschend ähnliches Produkt (z. B. Tablette aus Traubenzucker). Findet Verwendung bei der Therapie eingebildeter Beschwerden und in der Arzneimittelprüfung, um echte Arzneiwirkungen von eingebildeten Wirkungen unterscheiden zu können |
| Potenz | Verdünnungsgrad homöopathischer Arzneimittel |
| Proband | Prüfling; bei der Arzneimittelprüfung derjenige, an dem ein Mittel auf seine Wirkung erprobt wird |
| Pulsation | Druck- oder Volumenzunahme in einem Gefäß oder Organ, z. B. an der Mittelfußarterie des Pferdes deutlich fühlbares Pulsieren bei bestimmten Erkrankungen |
| Repertorium | Nachschlagwerk (s. Homöopathie) |
| Stethoskop | Hörrohr ohne Membran |
| Symbiose, symbiotisch, | Zusammenleben verschiedener Lebewesen zum gegenseitigen Nutzen |
| Symbiont | Lebewesen, das mit einem anderen zum gegenseitigen Nutzen zusammen lebt (z. B. bestimmte Darmbakterien im Pferd). |
| Symptom | Anzeichen, Merkmal |
| TC(V)M | Traditionell Chinesische (Veterinär) Medizin |
| Therapie | Heilbehandlung |
| Virus | kleinste Krankheitserreger, die keinen eigenen Kern enthalten und nicht selbständig, sondern nur durch Eindringen in eine Wirtszelle vermehrungsfähig sind. Viren sind nicht durch Antibiotika o.ä. angreifbar. |
| Yin/Yang | Begriffe aus der TCM, die zwei voneinander abhängige Gegensätze beschreiben |
| ZNS | zentrales Nervensystem |

# PROFITIPPS – WIR DANKEN

DR. MED. VET. JÜRGEN BARTZ
Fachtierarzt für Pferde und selbst Reiter und Pferdehalter. Im Kosmos Verlag, Stuttgart, sind folgende Bücher von ihm erschienen:
**Bis der Tierarzt kommt**
Erste Hilfe für Pferde, 1996
**Kräuterapotheke für Pferde**
Heilkräuter und Naturheilverfahren, Bach-Blüten-Therapie, Die Kräuterweide, Kräutermischungen selbstgemacht, 1996
**Hilfe, mein Pferd hustet!**
Wann ist Husten gefährlich? Ursachen und Symptome, Vorbeugung und Therapie, 1996
**Mein Pferd lahmt - was tun?**
Lahmheiten von A – Z, Ursachen und Formen, Behandlung und Vorbeugung, 1998

DR. MED. VET. INA GÖSMEIER
Tierärztin, spezialisiert auf Akupunktur und Akupressur. Neben ihrer Praxis gibt sie Seminare zu Theorie und Praxis der Akupressur. Im Kosmos Verlag ist erschienen:
**Akupressur für Pferde**
Löst Verspannungen, stärkt die Lebensenergie, 1999

DIETER MAHLSTEDT
leitet in Belgien eine Reitschule mit angeschlossenem Centre de Thérapie énergétique. Seine Kenntnisse als geprüfter Akupunkt-Massage-Therapeut überträgt er erfolgreich auf Pferde. Im Kosmos Verlag ist erschienen:
**Akupunkt Massage nach Penzel am Pferd**
Fitness und Wohlbefinden durch chinesische Heilkunst, 1997

UTE MEYERDIRKS-WÜTHRICH
Apothekerin, Heilpraktikerin und selbständige Tierheilpraktikerin. Als Spezialistin für Bach-Blütentherapie hilft sie vielen Pferden und ihren Besitzern weiter. Im Kosmos Verlag ist erschienen:
**Bach-Blütentherapie für Pferde**
Körper und Seele heilen, Harmonie und Wohlbefinden. Mit vielen Fallbeispielen, 1998

DR. MED. VET. MICHAEL RAKOW
Tierarzt mit Schwerpunkt Naturheilverfahren und Spezialist auf dem Gebiet der Homöopathie. Zu seinen Patienten gehören Freizeitpferde ebenso wie namhafte Olympiapferde. Im Kosmos Verlag ist erschienen:
**Die homöopathische Stallapotheke**
Wirkung und Anwendung, Therapie der häufigsten Krankheiten von A – Z, 1999

Mein Dank gilt Kai Schäfers (praktischer Tierarzt, TCVM, Bad Bevensen) für die fachliche Beratung sowie der Akademie für Tiernaturheilkunde, die Fotos zur Verfügung stellte.

# ZUM WEITERLESEN

BENDER, INGOLF: Praxishandbuch Pferdefütterung; situations- und leistungsgerecht füttern, individuelle Rationen zusammenstellen, Kondition nachhaltig verbessern, Stuttgart 2000
BENDER, INGOLF: Praxishandbuch Pferdehaltung; Haltungsanlagen optimal geplant, Stuttgart 1999
GERWECK, GERHART / SPÄTH, HERMANN: Der homöopathische Pferdedoktor; Grundlagen, Heilbehandlungen, Arzneibilder, Stuttgart 1993
HAWCROFT, TIM: Kosmos Lexikon Pferdekrankheiten; Stuttgart 1998
KRÄMER, MONIKA: Pferde erfolgreich motivieren; Das 8-Punkte-Programm, Stuttgart 1998
HOFFMANN, MARLIT: Marlit Hoffmanns Trickkiste; Profi-Tipps zum besseren Reiten, Stuttgart 2000
TELLINGTON-JONES, LINDA: Die Persönlichkeit Ihres Pferdes; Die Kunst Charakter und Temperament Ihres Pferdes zu bestimmen und positiv zu beeinflussen, Stuttgart 1995
TELLINGTON-JONES, LINDA: Trainingsplan TTEAM-Bodenarbeit, Stuttgart 1998
TELLINGTON-JONES, LINDA: Trainingsplan TTouch I; Stuttgart 1998
SCHACHT, CHRISTIAN: Pferdekrankheiten; vorbeugen, erkennen und richtig handeln, Stuttgart 1999
SCHÄFER, MICHAEL: Handbuch Pferdebeurteilung; Pferdetypen und ihre Entstehung, Bau und Funktion des Pferdekörpers, Praktische Beurteilung von Pferden und Ponys, Stuttgart 2000
SCHMID-NEUHAUS, ANGELIKA: Das große Fitnessprogramm für Pferde; Die drei Elemente zum Erfolg: Massage, gelöstes Reiten, Sattelcheck, Stuttgart 2000
SELF, HILARY PAGE: Die besten Heilkräuter für Pferde; Kräuter von A – Z, Krankheiten natürlich heilen, Gesundheit und Fitness fördern, Stuttgart 1998
SPILKER, IMKE: Selbstbewusste Pferde; Wie Pferde ihre eigenen Übungen und Lektionen entwickeln, Stuttgart 2000
STAHLECKER, FRITZ: Das motivierte Dressurpferd; Die Hand-Sattel-Hand-Methode, Stuttgart 2000
TIETJE, UTE: Kosmos-Lexikon Westernreiten, Stuttgart 2000
WITTEK, CORNELIA: Von Apfelessig bis Teebaumöl; Hausmittel und Naturheilkräfte für Pferde, Stuttgart 1999
ZOLLER, KIRSTIN: Hätte ich's nur gewusst; Entscheidungshilfe und Ratgeber für Freizeitreiter und Pferdehalter, Schnieder 1999
ZOLLER, KIRSTIN: Probleme mit dem Pferd; Schritt für Schritt zum harmonischen Miteinander, Stuttgart 2000

## BILDNACHWEIS

Mit 122 Farbfotos von: Akademie für Naturheilkunde, Bad Bramstedt (S. 60 u., 82, 84, 103, 121), J. Bartz, Inden (S. 28, 36 o.), F. von Döring, Hamburg (S. 2, 7, 9, 50), M. Dossenbach, CH – Siblingen (äußere Umschlagklappe oben), H. Erdmann, Hannover (S. 98/99, 111), K.-J. Guni, Böblingen (S. 2/3), S. Heüveldop, Dülmen (S. 76, 120 li.), I. Hohe, Lohndorf (S. 1), B. Kollschen, Elmshorn (äußere Umschlagklappe unten), H. Kuczka, Wetter (S. 13, 16, 17, 24/25, 38, 52, 74 o., 95), H. E. Laux, Biberach/Riß (S. 55), R. van Lent, B – Bornem (S. 33), L. Lenz, Cochem (S. 22, 42/43, 69, 73, 90/91, 91 o., 93, 108 o. u. m., 117), E. Lipp, Horb (S. 3 o., 12), D. Mahlstedt, B – Ombret (S. 18, 102), B. Metzler, Weilheim/Teck (S. 47), U. Meyerdirks-Wüthrich, Evessen (S. 116), Dr. M. Rakow, Zeil (S. 56, 60), P. Prohn, Barmstedt (S. 11), H. Reinhard, Heiligkreuzsteinach (S. 46 u., 48, 49, 54, 56, 59, 63, 110, 118 o., 119), N. Reinhard, Heiligkreuzsteinach (S. 46 o., 58), R. Roppelt, Stuttgart (S. 25, 43, 51, 64, 100, 107, 118 u.), C. Salata, Stuttgart (S. 3 u., 10, 27, 29, 32, 34, 35, 36 u., 37, 65, 88, 92 u.), A. Schmelzer, Altrip (S. 4/5, 85, 96), A. Schmid-Neuhaus, Herrsching (S. 68, 72, 78, 98, 120 re.), C. Slawik, Würzburg (S. 14, 15, 19, 26, 30, 40, 44, 45, 52/53, 57, 62, 66, 66/67, 71, 83, 89, 92 o., 106, 108/109, 113, 115, 116/117), S. Stuewer, Darmstadt (S. 6, 8/9, 31, 38/39, 74/75, 76/77, 79, 80, 86/87, 104/105), C. Toischel, Wiesbaden (S. 61), Verlag für Ganzheitliche Medizin Dr. Erich Wühr GmbH, Kötzing (S. 101).

Die Grafiken Innenteil und Umschlagklappe: Cornelia Koller, Schierhorn.

## IMPRESSUM

Umschlaggestaltung von Atelier Reichert, Stuttgart; Titelfotos von Sabine Stuewer, Darmstadt (großes Motiv) und Bernhard Metzler, Weilheim/Teck (kleines Motiv). Foto auf dem Buchrücken von Bernd Schellhammer, Großstadelhofen.

Die Deutsche Bibliothek – CIP-Einheitsaufnahme

Ein Titelsatz für diese Publikation ist bei
der Deutschen Bibliothek erhältlich


ISBN 3-440-07984-8
Redaktion: Katja Metzler
Grundlayout: Friedhelm Steinen-Broo, eStudio Calamar
Gestaltung: Gisela Dürr, Nottuln Appelhülsen
Herstellung: Kirsten Raue
Satz: Atelier Krohmer, Dettingen/Erms
Printed in Germany / Imprimé en Allemagne
Druck und Buchbinder: Westermann Druck Zwickau GmbH, Zwickau

## REGISTER